打擾了，我是大體化妝師

李安琪 著

目錄

推薦序

「大體化妝不是技術的表現，而是一種對人的愛與關懷。」

雖說生老病死是人生不可避免的關卡，但多數人幾乎都沒有準備好面對死亡，尤其是至親驟逝時。

「大體化妝師」處理的都是往生者，但卻必須面對活生生的家屬，尤其是悲慟與無助的眼神。這也讓她經常思考，如何使他們在哀傷中找到希望與出口？

安琪老師不只是亡靈的送行者，對無助的家屬來說更是不可或缺的陪伴者。在生命隕落的幽暗谷底，為徬徨的人們點燃一盞盞明燈。

——**楊敏昇** 法醫

娓娓道來身為大體化妝師曾經遇過的外在情境與心理轉折，是一位既認真又內省的專業工作者。這樣的書寫讓讀者不但能更認識這份職業，也或許能更珍惜生命與當下。

——**郭憲鴻（小冬瓜）** YT頻道：單程旅行社

2022的下半年，我的人生遭逢生離與死別的衝擊。原以為一個個磨難過去之後，日子就會好吧！沒想到稍稍振作的生活卻又一下子被擊潰，墜入無底深淵，以為再也爬不出來了。

也許是老天爺憐憫我，在這樣的時刻讓我看了小安寫的書《打擾了，我是大體化妝師》！（抱歉，請原諒我直接叫您小安，感覺特別親切。）

這根本就是來拯救我的吧！在一個一個真實個案裡，那些真摯的情感、那些體貼的細節、那些誠懇的文字，帶著我走過一趟完整的生命體悟之旅。

「愛沒有貴賤之分，唯有愛能跨越生死。」

——**謝瓊煖** 演員

化妝，源自於世人對美的追求；化妝，還原了亡者生命精神的回溯。

每一個生命歷練，透過化妝師的手，深化追憶感念並永存意識。

每一篇個案連結，透過李安琪的心，不只紀錄生命的句點，更是流傳生命價值的扉頁與省思。

——**方宥心** 演員、歌手

透過作者溫暖誠懇的筆觸，與大體化妝修復魔法師共同體驗一個個不可思議又觸動人心的真實職涯經歷，讓人切身體會到生命的重量是如此沉甸甸！

不愧是從業超過 20 年的神之手，使讀者得以如臨現場接觸死亡，同時對逝者與喪親家屬的生離死別更能感同身受；尤其適合在對生活感到迷惘與困惑時閱讀，定能對於「生而為人」這件事有更深層的領悟。

——**莊啟祥** 有戲娛樂股份有限公司 總經理

2008 年，由瀧田洋二郎執導、本木雅弘主演的日本電影《送行者：禮儀師的樂章》推出後獲獎無數（包括日本金像獎最佳影片、奧斯卡最佳外語片），同時也在票房上創造亮眼成績！這樣的表現讓許多人大感意外，而這部作品，正是改編自青木新門的回憶錄《納棺夫日記》。

我知道這部電影應該是 2007 年底在李崗導演家吃飯時，他用日本片商提供的試看片播給我們看的。我還記得，當時李崗導演所經營的雷公電影已經確定購入本片在台灣的代理發行權利，他也因此感到興致勃勃，希望聽到我們年輕一輩對這部作品的看法。

問題是，李崗導演的廚藝太好了！我們這些客人只顧著猛吃，哪有心看一部讓大家都覺得「觸霉頭」，從頭到尾又很哀傷的電影呢？

「這種題材，應該很難賣吧！」我當時大概自以為坦率地丟下這句話給李崗導演，然後就繼續狼吞虎嚥了。我有感覺到李崗導演似乎非常失望。

後來證明李崗導演的眼光精準，這部長達130分鐘的作品成了爆款，成為年度話題之作。至今，我仍為自己當年的魯莽與無知感到羞愧。

或許是人類文明進入了新時代，我們不再避諱生死，反而將它視為生命教育的一部分。這幾年類似主題的佳作紛紛出現，有的以「接體員」為主題，有的以「遺物清理師」為主題，改編延伸的漫畫、舞台劇、影視作品，也都創造了不小的聲量與話題。因此我非常期待李安琪的動人書寫《打擾了，我是大體化妝師》能在書市引起討論，並進一步獲得有心人的青睞，將它轉化為通俗感人的影視作品，為當代人的生命教育打開一扇新的撫慰之窗！

——**王師** 牽猴子股份有限公司 總經理

這是個嚴肅且神聖的工作！世襲三代從事殯葬服務業，我已經歷太多的生離死別，特別了解家屬焦慮的感覺。「一瞬間天塌下來了……離開的人還有許多尚未完成的事，這個空間只留下茫然！」這本書介紹了另類空間的回應，成為這個空間與另個空間的橋梁！安撫了家屬的內心，原來看不見也這麼奧妙。拭目以待好書的誕生，與您分享！

——**吳麗貞** 新台灣生命股份有限公司 負責人

我在花蓮慈濟醫院心蓮病房當醫師時，有女病人對護理師說：「我死的時候，請你幫我化妝。」護理師問：「要怎樣的妝？」病人回：「跟你一樣就好！」安寧療護強調「尊重自主權與個別差異」，我跟護理師開玩笑：「你以後可以去殯儀館兼差。」幫死人化妝，主要是給活人看。死者有知覺嗎？我不知道！安寧療護希望「生死兩相安」，最後關卡或許要靠「大體化妝師」來收尾，讓「死相」別太難看，至少可以安慰家屬。

——**許禮安** 醫師

高雄市張啓華文化藝術基金會 執行長

衛生福利部屏東醫院家庭醫學科 兼任主治醫師

高雄醫學大學 生死學與生命關懷 兼任講師

安琪是我在大學進修部化妝品應用系的同學，她留著一頭直黑長髮，總是帶著迷濛的笑容，散發出溫暖氣質。我們都一樣從事「美」的行業，把客戶的妝容當成藝術品來雕琢，掩飾缺點，凸顯優點，宗旨就是把化妝當成美學藝術來看待。

雖然我們的工作屬性相同，但她的更令人欽佩並敬畏三分，畢竟從事這個行業得要有多大的勇氣跟耐性才能勝任啊！

我曾經問她會害怕嗎？她說習慣就不怕了。我們都一樣喜歡挑戰自己，越困難的工作越要去克服。看到安琪在自己的專業領域出類拔萃，她對於工作的堅持與過人的毅力，是值得我們學習的地方。

——**劉婕蕙 Naomi Liu**《從部落走向世界》作者
紐約彩妝師、美妝藝術家、Doleh Beauty 朵烈美妝 負責人

推薦人

大師兄
《火來了，快跑》、《孝子》作者

黃傳永
國立臺北護理健康大學 生死與健康心理諮商系 教授

錯別字
中天找鬼記者、《鬼獨家》作者

林龍溢
馬偕專校 生命關懷事業科 主任、中華生死學會 理事長

當大體化妝師成為我的職業

父親車禍死亡的那一年我才四歲，我見到父親靜靜地躺在一塊沒有溫度的木板上一動也不動，右臉頰有一個拳頭大小的傷口。那是我記憶裡父親最後的樣子，也是我第一次接觸到死亡。

父親的死宣告我們一家苦日子的到來，母親為了養育我和兩位妹妹，披星戴月的努力工作。她的辛苦我全看在眼裡，於是我告訴自己長大後要賺很多錢來改善家裡生活。

二十八歲那年，我見到電視裡一位裝扮優雅的女主播，正在介紹殯葬業工作，而一句「大體化妝師月入十幾萬」短短幾個字觸動了我的心。於是第二天我便遞了離職單，告別新娘祕書的工作。

母親不只一次問我：「妳不怕嗎？我想到妳要做這個工作我就睡不著。」朋友說：「妳膽子好大喔！妳不怕遇到鬼嗎？」

事實上我從沒想過怕不怕，會不會遇到鬼的問題，因為我更怕過那種窮到連鬼都怕的日子。

即使那時被錢沖昏了頭，但是當獨自面對千變萬化的遺體狀況時，仍帶給我這位菜鳥化妝師相當大的衝擊。尤其是死者歪著頭，用雙眼直溜溜地望著我時，我不敢直視他，因為直覺告訴我他有冤情。事實證明自己沒有想像中勇敢，不到一個月，我就動起離職的念頭。

「妳要不要等這個月領完薪水再決定要不要走？」這是一位禮儀師給我的忠告。思考後我決定看在錢的分上，再給自己一個月的時間。

領薪水的那一天，我看著銀行簿子裡「51000」的數字笑得合不攏嘴。即使與月入十幾萬還有一段差距，但對一位什麼都不會的菜鳥來說，已經相當不錯了，我內心的恐懼也早已被拋到九霄雲外。

在那個大體化妝不被重視的年代，全公司只有我一位化妝師。而這種孤軍奮戰的日子，也在公司引進日本大體 SPA 服務，成立專職部門後宣告結束。我一下子從一位單打獨鬥的化妝師，變成一群化妝師的主管；我的工作也從單純幫往生者化妝，變成了往生者的整體造型師。

隨著服務的往生者越來越多，我與家屬間的距離也越來越近。忘了從何時開始，「錢」已不再是我最關注的事了。

「死亡是什麼？生命的本質是什麼？何謂生命的意義？」我開始問自己許多以前從未想過的問題。各種人生體悟也在服務往生者的日子裡，悄悄地揭開序幕。

我是一位從業將近二十年的大體化妝師小安。我所服務的對象是一副副留在世上最後的軀體，它們承載著喪親者內心複雜的情感，交織出一個個獨有的故事。

6935 個日子裡，我感動過、哭過、笑過，甚至憤怒過。這些看似千篇一律的工作日常，是一般人無法體會的經歷，也是我檢視自己人生的珍貴時刻。

我想邀請正在翻閱這本書的您，一起進入大體化妝師的工作日常，一起感受，一起參與生命體悟之旅。

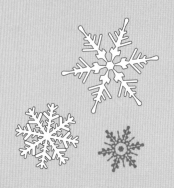

第一章

媽媽妳會冷嗎？

我時常隨著往生者的經歷心情起起落落，但並不是一味沉淪在他們悲傷的故事中，而是透過他們的人生經驗，給我更多反省機會及思考面向。現今社會存在著許多問題，其中「單親家庭」是目前十分普遍的現象。對單親家庭的孩子來說，不管是跟著爸爸或媽媽，任何一方的存在都如同高山一般。如果有一天這強而有力的靠山倒了，孩子不僅要承受失去親人的創傷，還得面對未來的彷徨與不知所措。如何幫助孩子填補破碎的心並給予良好的安置，讓他們能健康地成長，是相當重要的社會課題。

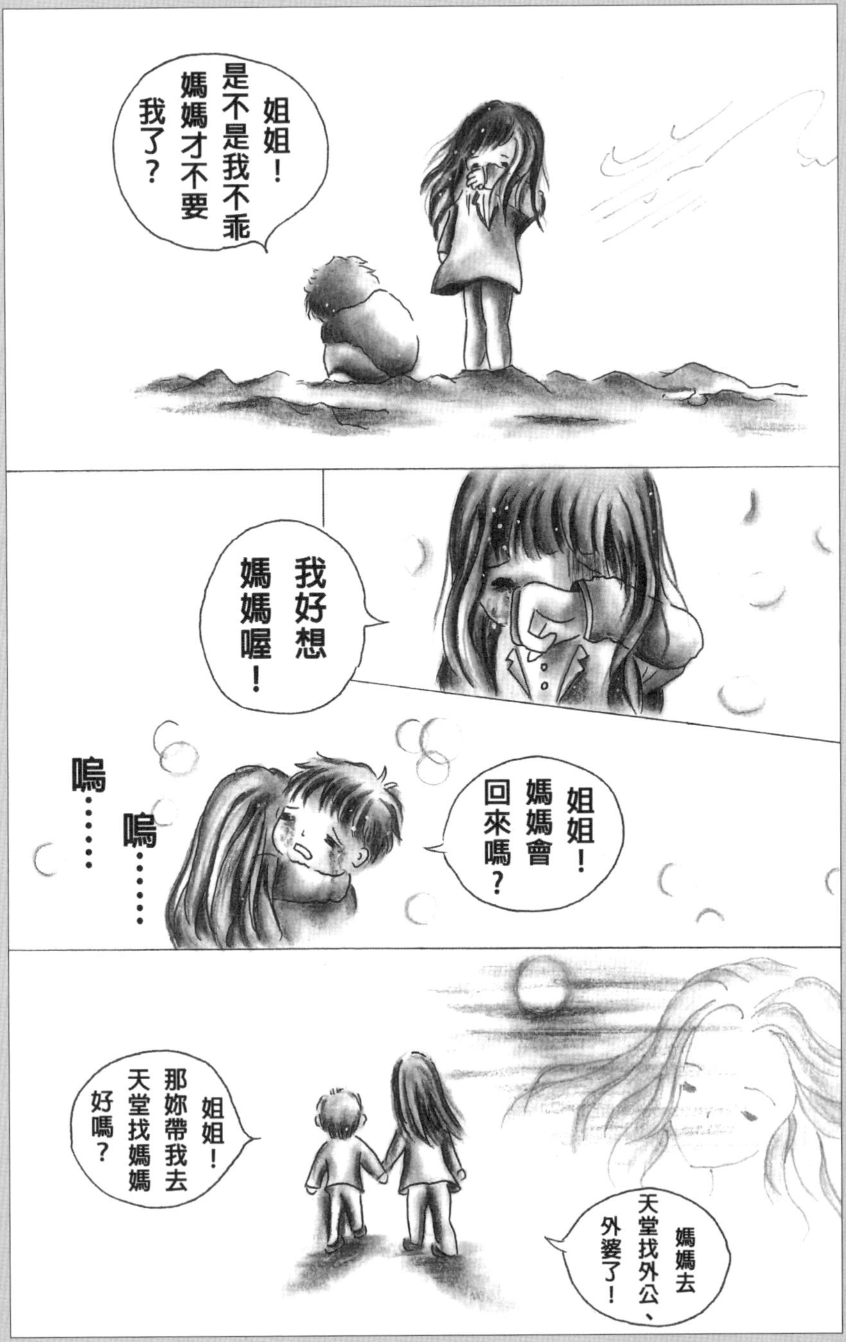
姐姐！是不是我不乖媽媽才不要我了？
我好想媽媽喔！
姐姐！媽媽會回來嗎？
嗚……
嗚……
媽媽去天堂找外公、外婆了！
姐姐！那妳帶我去天堂找媽媽好嗎？

林惠婷

入秋的午後突然下起滂沱大雨，早晨的陽光不知躲到哪去了。我、阿孟、恬兒急忙跳下公務車，沒帶傘的我們只能死命往眼前的往生室奔跑，邊跑邊「啊」地尖叫著，彷彿這樣能跑更快似的。恬兒嘴裡嘀咕著：「怎麼突然下起大雨啦？衣服都濕了！」這突如其來的大雨就像天空在傾瀉淚水般，向我們傾吐它的心情。

我們飛快衝進台北○○醫院往生室，我撥了撥那片被雨轟炸後，緊貼在額頭上的瀏海，同時也瞥見坐在一旁，看上去年約四十來歲的女子。對於大雨嘩啦啦與我們所發出嘰嘰喳喳的聲響，她聞風不動彷彿聽不見似的。

這名女子身穿深藍色套裝，一頭俐落的齊肩短直髮看起來相當幹練，一身整齊與我們形成強烈的對比。她靜靜地坐在一旁的角落裡，眼睛直望著前方，即使只看見她的側臉，仍然能感受到那黑洞般深不見底的哀傷。

我下意識舉起手朝阿孟、恬兒比一個「噓」的手勢，心想著：「辦公室裡除了禮儀人員之外沒有別人，該不會她就是昨天和我通過電話的簡小姐？」我顧不得一身的狼狽樣，禮貌地上前詢問。

「請問是簡小姐嗎？」

「我是！妳是……昨天和我通電話的化妝師小安嗎？」她急忙從位子上站了起來。

「是的，我是。簡小姐怎麼這麼早來？現在才兩點多，離約定的時間還有半個多小時呢！」我看了一下手錶說。

「因為妳昨天有說妳們會提前來準備，所以我想說早點來，看會不會遇到妳們。」簡小姐帶著靦腆的微笑說。

「遇到我們？」我不解地問。

「嗯！我想先跟妳們聊聊惠婷的狀況，順便把她待會做完 SPA 要穿的衣服拿來。不知道三位化妝師現在有空嗎？」簡小姐帶著懇求的表情說。

「當然可以啊！我們也是提早到了。」我不假思索地回。

我心想還有半個多小時的時間，應該足夠了。更何況簡小姐特地提早到，肯定是有什麼事需要讓我們知道。

「妳們全身都淋濕了，要不要先擦一擦？」簡小姐詢問我們的同時，手便往包包裡翻動，估計是要拿面紙、手帕之類的東西吧。

「簡小姐，不用了！沒事！沒事！」我急忙答道。

她停止動作問：「真的不用？」

「真的不用！」阿孟附和著說。

簡小姐雖然面帶微笑，眼神裡卻有著觸不到底的無奈。「請坐！」她說。

於是我們在她旁邊坐了下來，接著她便不拖泥帶水，向我們說起惠婷的故事。

「我和惠婷在同一間公司上班，因為我們很聊得來，所以成為了無話不談的朋友。她的事情基本上我都清楚，如果妳們有任何問題都可以問我。」簡小姐先簡述她與惠婷的關係。

可以感覺出她們兩個之間的情誼更勝親人，難怪禮儀師會留她的電話，也許沒有人比她更了解惠婷了。

我對簡小姐抿嘴微笑，並提出第一個疑問：「簡小姐！抱歉我想先請問妳，因為當初禮儀師留的電話是妳的，因此我無法聯絡上惠婷的家人，待會他們會來嗎？」

簡小姐遲疑片刻，表情複雜地說：「她沒有其他家人，就只剩兩個小孩。」

沒有其他家人？我意識到自己似乎問錯話，急忙跟簡小姐道歉：「抱歉！問了不該問的問題。」

簡小姐搖搖頭對我說：「沒關係！就算妳不問，之後也會知道，早說晚說都一樣。更何況我想跟妳們說一些關於惠婷的事，讓妳們有心理準備。」說完她長嘆了一口氣。

心理準備？幫往生者做 SPA 需要怎樣的心理準備？是……遺體狀況不好嗎？除此之外我實在想不出能有什麼原因了。

簡小姐搖搖頭，似乎在整理自己的思緒，她沉默了一會後又接著說：「關於惠婷的事，一時還真不知道該從何說起好，她的辛苦不是三言兩語能說完的。惠婷是獨生女，她的父母幾年前往生了，她原本有段婚姻不過離婚了，結果她的先生把小孩全丟給她照顧，沒盡到一天當父親的責任。這麼多年來，就像從這個世界消失一樣，完全找不到人，就連惠婷死了我還是找不到他。」

「沒有嘗試再找找嗎？可以找警察幫忙啊！」恬兒說。

「都試過了，警察說一有消息會立刻通知我，但我覺得機會渺茫，又不是什麼社會重大案件。警察這麼忙，對於尋人的小事自然不會特別放在心上。要不是惠婷死了，我也不想打聽那個王八蛋的下落。」當簡小姐說出「王八蛋」三個字時幾乎是咬牙切齒。這也讓我好奇究竟發生了什麼事，讓她對於惠婷的前夫那麼氣憤。

「到底發生什麼事了？」我問。

「說來話長。」簡小姐說。她喝了口桌上的水，開始為我們闡述長篇故事。

「如果不是惠婷愛喝酒，她也不會認識那個王八蛋，把自己搞成這樣。可能是從小在原住民家庭長大的關係，喝酒可以說是惠婷生活中不可或缺的一部分。也因為這層淵源，她的朋友才會介紹一位酒商給她，想說兩個人可能會比較有話題。經過一段時間的了解，惠婷知道對方父母雙亡，也沒有其他親人，跟她一樣生活單純，於是他們兩人很快就走在一起，交往三年後便決定結婚了。」說到這，簡小姐又喝了口水。

「結婚後惠婷就跟著那王八蛋到台北，兩人租了間房子，開始他們的婚姻生活。我知道她很努力在適應，畢竟跟新竹山上相比，台北的步調比較緊湊。她知道自己的學歷不高，在台北生活不容易，所以很珍惜自己的工作，即使是作業員也樂在其中。她常跟我說有工作就要非常感恩，因為很多人沒有飯吃！不知道是不是跟信仰天主教有關係，她就是一個樂天派的人。」簡小姐接著說。

「那後來呢？」阿孟幾乎無縫接軌地問。

「其實婚後幾年，我可以從她的表情感覺出她過得還不錯。她總說這樣平平淡淡過生活，沒什麼好抱怨的。但隨著小孩陸續出生後，我就開始察覺到不對勁，常常看到她的臉上東一塊西一塊瘀血。當我問起時，她只說不小心撞到的，但頻率實在太高，讓我不得不懷疑這當中一定有問題。禁不起我一再追問，她才承認是那王八蛋打的，說他們常常為了房租、生活開銷、小孩的養育費用這些事爭吵。他們原本的生活就不是很富裕，為了錢的問題爭吵不斷，從幾天一小吵，演變成每天一大吵。她先生甚至還罵她是掃把星，說自從跟她結婚後，運氣就越來越差，被跳票、毀約……他把事業上的不如意全都怪在惠婷身上。惠婷就是這樣的人，什麼苦都自己默默承受，看了真的很捨不得。」說完後簡小姐低著頭，又是長嘆一口氣。她搖了搖頭彷彿在告訴我們，惠婷以為的幸福列車最終駛向悲傷終點。

「怎麼會這樣？」我說。

「怎麼會這樣呢？」阿孟、恬兒也接著說。

「還不只這樣。」簡小姐口氣沉重地繼續說：「後來她先生開始找藉口不回家，說不想跟掃把星住在同個屋簷下，到後面索性連錢也不拿回去了。」

「那惠婷怎麼辦？小孩應該還很小吧！她這樣豈不是又要上班又要顧小孩？這……」我急忙問。

「這個問題我其實也問過惠婷，雖然說小孩一個國小三年級，一個幼稚園大班，但也還不到可以完全放手，獨立生活的年紀。她要上班，小孩沒人照顧也不是辦法。但她居然笑笑地告訴我走一步算一步，說小孩有一天也會長大。」

說完簡小姐又搖了搖頭。

卑微的女人

外面的雨嘩啦啦下個不停，雨水重重敲打著屋簷，似乎也在抗議惠婷前夫過分的行徑與惠婷悲苦的人生。聽簡小姐說到這，我心裡不由得沉重了起來。

簡小姐繼續說著惠婷的故事，「後來我勸惠婷為了小孩，還是要打個電話給她的先生，請他負起當爸爸的責任，小孩生了就是要養。說真的腳長在他身上，他不回來我們也沒辦法，但至少要拿錢回家養小孩吧！結果他就對惠婷大吼，罵她只知道要錢！」簡小姐的語調越來越高亢，似乎有一觸即發的怒火在心裡醞釀著。

「他還說要怪就怪惠婷這個掃把星，小孩跟著一起倒楣。又說休想跟他拿錢，他一毛都不會給。還要惠婷搞清楚，小孩他沒有要生，是惠婷要生的，那就要自己想辦法養。最後還叫惠婷乾脆一點約個時間，趕快把離婚手續辦一辦，不要一直拖，浪費彼此的時間。」說到激動處，簡小姐開始泛淚，一度哽咽到說不出話來，急忙從包裡拿出手帕。

我拍了拍簡小姐的背，她沉默片刻擦了擦眼淚以後繼續說：「我看惠婷電話一掛完，一句話也沒說，兩行眼淚默默地從臉頰流下來。唉！我看了很難過，要不是幾年前她的父母出車禍死掉，她還有娘家可以靠，不會任由那個人渣這樣糟蹋。我想她一定是這樣氣出病的！」

「雖然惠婷的父母都往生了，但她沒有其他親戚嗎？」我問簡小姐。

「我不知道她有沒有其他親戚，就算有可能也早就沒往來了，我沒聽惠婷說過。」說到這簡小姐又陷入沉默。

我花了點時間消化惠婷的故事。依照簡小姐所言，就算找到孩子的爸爸，恐怕他也不願意扶養，這難道沒有什麼法律途徑可依循嗎？想到這我便為惠婷的孩子感到擔憂。

「現在惠婷走了，不論如何也要找到小孩的爸爸，小孩他總要養吧！」阿孟說。

簡小姐原已稍微平緩的情緒，瞬間又一觸即發。她火冒三丈地說：「我是要找，不過我不抱多大的希望。原本我不太想說的，但想到就讓人生氣，他就是外面有了別的女人，難怪急著跟惠婷離婚，連小孩都不要！真想剖開他的心看看是不是黑的，這種人應該下地獄被千刀萬剮。」

簡小姐繼續氣憤地說著陪惠婷去辦理離婚手續的往事：「那天他們約好去辦離婚手續，結果那個王八蛋竟然帶上一隻狐狸精，打扮妖豔不說，還裝模作樣，看了就讓人倒胃口。這簡直欺人太甚，把人帶來是怎樣？怎麼會有這種渣男？我實在忍不住，便上前朝他們兩人破口大罵：『你是不是男人啊？拋下妻小不要，跟狐狸精在一起，沒肩膀！混蛋東西！還有妳，搶人家老公的狐狸精，妳也不用太開心，不要臉的女人將來等著有一樣的下場。』我還沒罵夠，惠婷便拉著我往旁邊走，跟我說：『好了，我想趕快辦完，我覺得很丟臉。』我跟她說：『那對狗男女都不覺得丟臉了，我們丟什麼臉？』結果那個王八蛋還護著狐狸精，一副要打我的樣子，還罵我說：『關妳什麼事啊？瘋婆子。』拜託我也不是省油的燈，要是他敢打我，老娘就跟他拚了！後來還驚動戶政事務所的人出來勸。一想到他的嘴臉我就覺得噁心，替惠婷感到不值。」

阿孟漲紅著臉，情緒似乎正在高漲。她對簡小姐說：「這可以告他們吧！真的太誇張，太過分了！」我和恬兒也露出不敢相信的表情。這不是電視才會上演的情節嗎？血淋淋的例子竟然真的出現在生活中，而且有過之無不及。

「妳們也覺得很誇張吧！我也是這樣跟惠婷說，叫她去告那一對狗男女，不能讓他們好過。結果她跟我說這已經不重要了，她的先生沒有跟她搶孩子，讓孩子留在她身邊，就是給她最大的恩典了。唉！這是哪門子的恩典？我只能說她真的很傻。」簡小姐搖搖頭感慨地說。

「真的，惠婷好傻。」我跟著附和，阿孟、恬兒也分別搖頭。

「辦完手續後，惠婷一語不發只是一直哭。我也不知道該如何安慰她，畢竟要結束一段十一年的婚姻實在不容易，我只能靜靜地陪著她哭。」簡小姐說完又是一陣長嘆。

聽到這，我不由得欽佩起惠婷。想到一個女人為了孩子，堅強走過一個個沒人理解的寒冬，這樣的心情即使同樣身為女人也很難體會。

託孤

簡小姐沉默了一會後，緩慢且無奈地說：「惠婷離婚後沒多久就決定離職了，她跟我說以那微薄的薪水，實在無法負擔生活開銷。她說為了養自己和兩個孩子，已經找到一份更好的工作。但問她是什麼工作，她卻支支吾吾說不清楚，只說服務業。如果是服務業有什麼不好說的？想也知道有問題！在我追問之下，她才說出要去酒店上班的事。」

「什麼？酒店！」我難以置信地瞪大雙眼，想到惠婷是一位天主教徒。雖然不清楚這個職業是否與她的信仰有所衝突，但我知道經濟的重擔迫使她不得不這麼做。

「是啊！酒店，妳沒聽錯，我聽到時也嚇一大跳。但她說她已經下定決心，沒有其他辦法了，只有這樣賺錢比較快。我知道這不好，但也無法阻止她，因為以我的經濟能力真的幫不上什麼忙。加上後來我也結婚了，實在是愛莫能助。」簡小姐邊說邊深呼吸，似乎在穩定自己的情緒。

接著簡小姐抬起頭仰望著天花板，邊回憶陳年往事邊繼續說：「其實我結婚後有一陣子很少跟惠婷聯絡，一方面自己有了家庭，也生了小孩，而她可能怕打擾我吧！所以也不太主動與我聯絡，直到生病後才又聯繫我。」

恬兒表情凝重的像掛上鉛塊，情緒全寫在臉上，「惠婷究竟生什麼病呢？我看資料她還很年輕啊！」恬兒問。

「紅斑性狼瘡，妳們聽過嗎？是一種免疫系統的疾病，我也是從惠婷身上才認識這種病的。」簡小姐說。

「我們知道這個疾病，也服務過因為這種疾病過世的往生者。」我說。

簡小姐點點頭繼續說：「就在惠婷去世的前幾個月，她突然約我喝咖啡，說有事想拜託我，但是在電話裡說不清楚。我那時候就覺得一定發生什麼事了，因為她是個有話直說的人。果然……見面後惠婷就說她得了紅斑性狼瘡。她告訴我因為自己一直高燒不退，人也很疲勞，後來才檢查出是紅斑性狼瘡，所以想拜託我如果有一天她走了，請我幫她照顧小孩。我安慰她現在醫療這麼進步不會有事的，要她不要亂想！那時我還覺得她總說一些不吉利的話。」

說起這段往事，簡小姐的眼神瞬間變得灰暗，彷彿有堵高牆擋在前面。

簡小姐接著說：「這病一旦得了，似乎不是那麼好處理。後來不論我怎麼問，她都不肯告訴我醫生說了什麼，我想病情應該很嚴重吧！在當時那個狀況，我也只能答應她說萬一真的怎麼了，會照顧好她的小孩。我請她好好調養身體，其他不要多想。」

簡小姐又嘆了一口氣，「那天見面後，我後來還有去看她，但狀況似乎沒有想像中樂觀。她根本沒有好好調養，還是拖著病痛上班，即便叫她在家休息她也不願意，只說想在活著的時候多賺點錢給孩子，她就是這樣處處為小孩著想。就在上個月，她女兒突然打電話給我，在電話中一直哭，說惠婷昏倒了，不知道該怎麼辦！我馬上打 119 叫救護車，請她帶著惠婷的手機，方便路上聯絡，我也跟公司請假，立即趕去醫院。」

簡小姐停頓了一下，擦拭著剛落下的眼淚繼續說：「到醫院的時候，我看見兩個小孩坐在椅子上哭泣，惠婷也已經被送去加護病房。醫生告訴我們情況非常不樂觀，要我們做好心理準備。我一直祈求老天爺，千萬不能有什麼差錯！畢竟小孩都還這麼小，叫他們以後怎麼辦？但是不管老天爺還是惠婷的主，好像都保佑著壞人，該死的不死，不該死的卻死了。惠婷在加護病房裡三天就走了，連一句遺言都沒說，我跟她的小孩根本來不及與她道別。」簡小姐說完又默默擦拭眼淚，然後做了一個深層的呼吸。

有好一會我們彼此都沉默了，這哀傷的氛圍如同一顆雪球般不停在周遭滾動著。

「那小孩怎麼辦？惠婷往生的這段期間誰照顧啊？」恬兒深怕說錯什麼話，小心翼翼地開口問簡小姐。

「都暫時住我那邊，我家裡有人幫忙看著。」簡小姐聲音沙啞地說。

「那一定要找到惠婷的前夫，他總不能不負起照顧小孩的責任吧！惠婷都往生了。」阿孟接著說，簡小姐則無奈地搖搖頭。

阿孟繼續問簡小姐一連串的問題，「那喪葬費用是怎麼來的啊？感覺惠婷的經濟狀況並不好，做SPA這些都要額外費用耶！未來小孩打算怎麼辦呢？」

簡小姐感慨地說：「喪葬費用都是我付的，為此我還跟老公吵架。我想惠婷的最後一程要讓她漂漂亮亮離開，所以這錢值得花，我能為她做的也就這麼多了。至於小孩的未來，我其實也不知道該怎麼辦，我很想收留他們，但家中的經濟狀況不允許，何況還要顧慮到我家人、先生的感受。可能會尋求社會局的協助，看能不能找到那個王八蛋。如果沒有找到，也許小孩會讓人收養吧！我答應惠婷要幫她照顧小孩的事要食言了，可是我真的有不得已的苦衷。」簡小姐長嘆一口氣，繼續擦拭眼角的淚水。和我們交談的過程，她幾乎都在做同樣動作。我心想人生能有一位這樣的朋友就夠了，簡小姐為惠婷做得夠多了。

我安慰她說：「簡小姐妳辛苦了，惠婷有妳這樣的朋友是她的福氣。」而簡小姐只是不停搖頭掉淚，沒有再說話。

沉默的前置作業

看著手錶上的時間，我不得不開口，「抱歉，簡小姐。幫惠婷做 SPA 的時間到了，我們要進去準備一下，差不多以後會再請妳進來。」

「好的，麻煩妳們了，抱歉耽誤妳們這麼多時間。」她急忙擦了擦眼淚說。

「不會，真的很謝謝妳告訴我們這麼多事。請妳先坐一下，等我們準備好會再請妳進來。」簡小姐點點頭後，我與阿孟、恬兒便起身前往 SPA 室。

這時我突然想到惠婷的兩個孩子，便回過頭問簡小姐：「惠婷的兩個小孩會來嗎？」

「會！我等等去接他們過來，我家就在旁邊而已。」

我給簡小姐一個淺淺的微笑，點點頭後就往 SPA 室走去。

在SPA室裡，阿孟表情複雜的如同一張蜘蛛網，她手裡摺著毛巾卻心不在焉，突然像個潑婦般破口大罵：「渣男！這樣的男人真是混蛋，怎麼可以棄老婆、小孩不管呢！」她的怒火早已被點燃，一向冷靜的她很少如此失態。

「渣男！」恬兒也跟著附和。

在一旁掃地的我看著她們嘆了口氣，「人生不會永遠照著幸福的劇本走，只是辛苦惠婷了。我比較擔心那兩個孩子的未來該怎麼辦！」我說。

「對啊！小孩該怎麼辦？」恬兒的臉扭成一團。

我持續嘆氣，無法形容那顆掛在懸崖上的心。同時也好奇一個女人究竟是基於何種原因如此卑微地忍氣吞聲，不加以反擊，默默承受著不公平的對待，這需要多大的忍耐力啊！我忍不住想，死亡對惠婷來說是否是另一種解脫呢？

「好了！我們準備去請惠婷過來，先不說了，愈說愈生氣。」阿孟氣呼呼地說完便朝著冰櫃區走去，恬兒也跟了上去。

我們合力把惠婷的遺體移到SPA床上，去除她身上的衣物時，蝴蝶形狀的紅色斑點露了出來，如同烙印在惠婷心裡的傷痕般清晰可見。

恬兒的眼淚就像冬天的雨滴，在她甜美的臉上留下明顯的痕跡，「不好意思，我去擦個眼淚。」她轉身走到櫃子旁拿了面紙擦拭。

我收起複雜的心情一邊深呼吸，看著惠婷清秀的面容和及肩的長直髮，溫柔婉約的氣質依稀可見。我們三個女生不約而同嘆了一口氣，沒有人願意再開口說些什麼。此時恰到好處的沉默，似乎稍微平息我們心裡不捨的痛。

孩子的童言童語

接著我終於見到惠婷的兒女，望著這對小姐弟，我的心就像泡在檸檬汁裡那般酸楚。

姐姐一語不發，眼神空洞；弟弟則雙眼泛紅，看上去像剛剛哭過的樣子。惠婷一定是全心全意在照顧她的孩子，兩個小孩都養得白白胖胖的。我朝孩子們微笑，腦裡想的是躺在 SPA 床上，那個全身布滿蝴蝶印記的女人。

我對著簡小姐說：「簡小姐，我們都準備好了，可以進來了！」她點頭後起身牽起惠婷的兒女，溫柔地對他們說：「走！我們去看媽媽。」

孩子們一句話也沒說，只是朝簡小姐點點頭。往 SPA 室移動時，我邊走邊深呼吸，不敢想像等一下會發生什麼事。與此同時，我想起簡小姐說的話，莫非要我們有心理準備指的就是這個？

打開 SPA 室門的瞬間，弟弟看見 SPA 床上惠婷冰冷的遺體時，馬上哭著大喊：「媽媽，我要媽媽！」簡小姐立刻上前安撫他，「乖乖！媽媽要洗澡了，不可以哭。這樣媽媽沒辦法好好洗澡，知道嗎？如果再繼續哭我就只好請你出去喔！」

但弟弟哪能聽得進去，他只是表現出一個孩子失去母親會有的正常反應，是一種真情流露的悲鳴。因此不管簡小姐如何安撫，依舊無法止住他如潰堤洪水般的眼淚。

在不得已的情況下，簡小姐只能抱起弟弟往外面走去。但弟弟用小小的手緊抓著門框不放，並大聲哭喊著：「我不要出去！我不要出去！出去就再也看不到媽媽了。」聽到這句話，我難過地低下頭不敢看他。

簡小姐無奈地放下弟弟，再次跟他強調：「媽媽現在要洗澡了，你這樣媽媽沒辦法洗澡。」

弟弟慢慢停止哭泣，一邊擦著淚水一邊問簡小姐：「阿姨，是不是只要我乖乖不哭就可以陪媽媽洗澡，不會再趕我出去？」

簡小姐回：「對！你只要不哭就可以待在這裡陪媽媽洗澡。」

弟弟懂事地點點頭，「好，我不哭。」

恬兒拿張椅子給弟弟坐，用溫柔的語調與他達成協議，「你坐在這裡陪媽媽洗澡，不可以吵鬧喔！不然等一下又會被趕出去！」

「好！我會乖乖。」弟弟說。

在安撫完弟弟後，我們終於可以開始幫惠婷做 SPA 了。

SPA 開始後，阿孟轉頭問一直默默不語站在一旁的姐姐，「妳想不想幫媽媽洗手？」姐姐眼眶泛紅的點了點頭。

阿孟拿起海綿擠了一些泡沫，恬兒則在旁邊協助姐姐戴上手套，引導她跪在惠婷身旁，接著阿孟將手上的海綿遞給她。

小小年紀的姐姐有著跟惠婷一樣堅強的心，儘管淚水已經在眼眶打轉，但她仍然忍住不讓眼淚輕易滑落。

阿孟協助姐姐讓她的小手可以牽著惠婷，並對她說：「妹妹，妳有什麼話都可以跟媽媽說，不說以後就沒有機會了。」

姐姐點點頭，用乾澀的聲音說著：「媽媽！妳常常睡不飽，現在可以好好睡覺了，沒有人會吵妳。以後妳不在，我會照顧弟弟，妳不要擔心。」說完後在眼眶打轉的淚水終於忍不住滴了下來，恬兒遞上面紙擦了擦姐姐臉上的眼淚。見到此景，我不斷地深呼吸，那泡在檸檬汁裡的心更酸了。

姐姐不再說話，只是緊緊握住惠婷的手，眼淚不停地流。經過一陣沉默後，我調整好呼吸，轉過身問坐在椅子上的弟弟，「弟弟，你想幫媽媽洗手嗎？」

弟弟點頭說：「好！我要幫媽媽洗手。」

望著眼前稚嫩的臉龐，心裡的難受與不捨無法形容。「弟弟！這是最後一次牽媽媽的手，你要把握機會跟媽媽說話，媽媽會聽到喔！」我沙啞地說。

「真的嗎？阿姨，媽媽聽得到嗎？」弟弟一把鼻涕一把眼淚，用水汪汪的雙眼看著我。我心疼的勉強擠出「當然是真的啊」這幾個字。

弟弟慢慢走到惠婷的身邊，我幫他戴上手套，引導他跪下來，將那小小的手放在惠婷的手上。弟弟一邊啜泣一邊說：「媽媽妳要乖乖洗澡哦！我也會乖乖的，我會聽姐姐和阿姨的話，會吃飯趕快長大。」

接著弟弟開始哭泣，話也中斷了。片刻後他舉起手臂，用衣服擦拭著臉上的眼淚，再度握起惠婷的手，像個男人般溫柔地說：「媽媽妳會冷嗎？妳的手好冰喔！我的衣服給妳穿好不好？媽媽我很想妳，妳不要死，我以後都會很乖，會很聽妳的話，媽媽……」接著一陣如同迴盪在山谷的悲吼不斷震入我的耳裡，弟弟放聲大哭了起來。

而一向表現堅強的姐姐，此時忍不住跟著嚎啕大哭，簡小姐也頻頻拭淚。阿孟、恬兒的臉上彷彿被雷雨轟炸過，而我也沒好到哪去，顧不得專業形象，眼淚與鼻涕不停往口罩裡流。泡著鼻涕、眼淚的口罩緊黏在我的臉上，此刻淚水已經不是我們能控制的。伴隨著陣陣哭泣聲，SPA 室被傷痛的淚水淹沒了。

「媽媽妳會冷嗎？我的衣服給妳穿。」簡單的童言童語道盡了孩子對媽媽的愛。就是這簡短的話語，把我們堅強的心徹底擊垮。

SPA 室裡有家屬的眼淚是正常的情緒宣洩，但如果連化妝師的眼淚也無法克制，那就是失控的場面，因此惠婷的 SPA 一度停擺。

此刻我的耳裡只剩悲泣聲，其他聲音就如同不存在一般。但我僅存的理性告訴我：「妳可以難過，可以哭泣，但是不能因為眼淚影響工作。」

我繼續深呼吸，用衣袖抹去淚水後告訴弟弟說：「好了！弟弟幫媽媽洗好手了，現在換阿姨幫媽媽洗澡了喔！你乖乖坐著，在旁邊陪媽媽，不能吵，也不能哭喔！不然阿姨沒辦法幫媽媽洗澡，再哭就要請你去外面喔！」我心虛地說，這句話弟弟不知道已經聽過多少遍了。

弟弟用袖子擦掉臉上的淚水，「好，我會乖乖不哭。我不要出去，我要陪媽媽。」他說。

「好乖。」我摸了摸弟弟的頭。

幫惠婷做 SPA 的短短兩個小時裡，流淚幾乎占據了大部分時間。雖然孩子們後來不吵也不鬧，乖乖坐在旁邊陪伴惠婷，但這哀傷的氛圍我們又怎麼能不受影響呢？因此沒有人敢再開口說一句讓眼淚潰堤的話。

在 SPA 結束後，我們望著孩子們離去的背影，恬兒說：「這兩個孩子懂事到讓人心疼。」

阿孟接著說：「我們這樣是不是很殘忍？讓這麼小的孩子去面對『死亡』這件事。」

「沒事的！讓孩子留下來多陪伴媽媽，是他們目前唯一能做的。我不希望他們未來有遺憾，也許我們會不忍心，但其實他們都懂，不讓他們看媽媽才是最殘忍的。」我說。

神父也哭了

告別式這天，我和阿孟、恬兒早早就來到會場，禮廳外依舊落著滂沱大雨。簡小姐幫惠婷舉行了簡單隆重的天主教葬禮，看著工作人員忙碌地布置會場，我則盯著惠婷的照片看了一會兒，回想起做SPA的過程，心裡仍是一陣酸楚。

簡小姐帶著惠婷的兒女坐在一旁的位子，與她打了聲招呼後，我輕輕摸著弟弟的頭說：「要乖乖喔！」他朝我點點頭，眼眶依然泛紅。

告別式開始後，神父引導惠婷的女兒跪在遺照前。她小小的手裡拿著一封信，斗大的淚珠在兩頰流竄，沿著臉頰到脖子再到胸前，浸濕了粉色的衣領，她的身體也隨著啜泣顫抖。簡小姐牽著弟弟，他踩著小步伐默默地在姐姐身邊跪了下來。姐姐拿起麥克風，一邊啜泣一邊傳達對母親的思念……

媽媽：

我知道妳去天堂找外公外婆了，妳現在找到他們了嗎？每次看到妳在睡覺，我知道妳很累，我都叫弟弟不要吵妳……我知道妳生病了，但是妳從來不跟我們說。

妳要我好好讀書，說這樣將來才會找到好工作，我一直都有聽妳的話，妳不在的時候我也有認真讀書喔！

弟弟最近都很乖，沒有搗蛋，也有乖乖吃飯。妳放心妳不在的時候，我會照顧他。

媽媽！我最喜歡放學後跟妳說在學校發生的事，可是……以後妳不在了，我要跟誰說？

媽媽！我真的很想妳，很想妳……

唸到這，姐姐嚎啕大哭了起來，弟弟也抱著姐姐哭喊：「姐姐，我要媽媽！我要媽媽！」接著小姐弟相擁而泣。

告別式現場頓時如同我們為惠婷做 SPA 時一樣，哀戚的氛圍讓所有工作人員與來賓紛紛無法克制地落淚。

神父默默拿起手帕擦拭淚水，「真讓人不捨啊！我還沒有一邊流淚一邊主持的經驗，但實在忍不住啊！」他說。

我們早已泣不成聲，只能點頭表示認同。我默默地往禮廳外面走，沒有勇氣再繼續參與這場告別式。隨後阿孟、恬兒也走了出來。

「對他們而言媽媽這座山倒了，可想而知他們的世界也崩塌了，在孩子的心裡必定會留下很深的創傷。小小年紀不僅要承受失去母親的傷痛，還要面臨後續的安置問題，想到這我就於心不忍，不敢想像他們的未來會如何。」我難過地邊擦眼淚邊説。

阿孟也邊擤鼻涕邊説：「是啊！這對小姐弟將來該怎麼辦？一想到就讓人

難過。」

恬兒則哽咽到一句話也說不出來。

明知道事情的結果，卻還是沒有能力改變。我們比誰都清楚，發生在惠婷身上的故事絕對不會是最後一個。

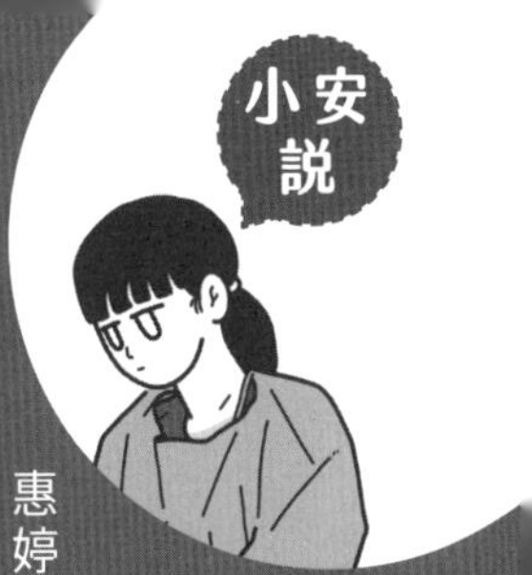

尋人啟事

惠婷的故事反映出孩子喪親的問題，以及弱勢族群所面臨的困境。他們往往因爲缺乏某些生存能力，導致競爭力不足而處於經濟弱勢。加上環境因素等影響，以至於遭受各種不平等對待，在心理層面也會較沒自信，或養成對事情逃避的習慣，就如同惠婷對先生的忍讓。

惠婷走後原本就屬弱勢族群的兩個孩子，在家庭結構改變後處境更加艱難。這麼多年他們是如何度過的？是否平安長大？這是我最掛心的事。不可否認，兩個孩子可愛惹人憐的模樣如流水般，會在某些不經意的時候流進我的心裡，流進那個被碰觸到就會痛的位置。但當時內心軟弱的自己，始終提不起勇氣詢問孩子們的後續消息，他們找到爸爸了嗎？還是被社會局安置了呢？姐弟倆是否分開？這些我全然不知。

在過去近十年的日子裡，我嘗試過一些方法盼能得到他們的消息。然而當年承辦的禮儀師在惠婷走後的第三年離職了，簡小姐的電話也換了。石沉大海般的線索讓我沮喪得不知所措，彷彿一切都在勸我放棄吧！

但我渴望再見到那兩個孩子，渴望知道他們的近況，這樣的心情這些年來一天也沒變過。眞的沒有機會再見到他們了嗎？我心裡仍保有一絲希望。也許我能請正在閱讀這篇故事的您幫個忙，若您身邊有和故事主角類似遭遇的人，您懷疑他們就是我要找的對象，那麼請嘗試與我聯絡吧！

我的信箱：aagg0212@yahoo.com.tw

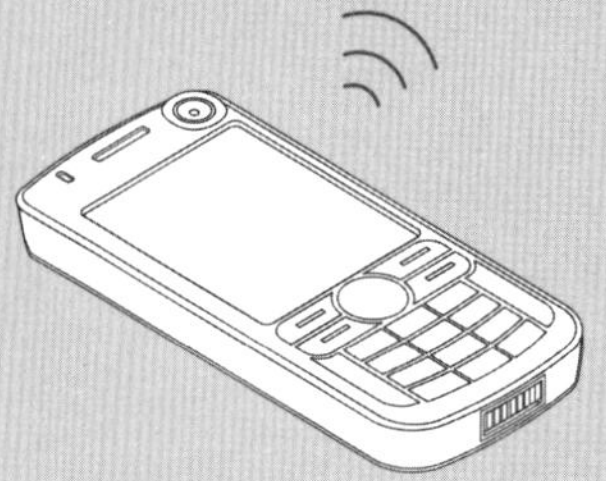

第二章

「亡者」來電

每個人都有做夢的經驗，然而有一天當夢境真實發生時，又該用什麼樣的心情來看待呢？這件事發生在二〇〇七年五月底，一個美麗早晨的夢境裡。無關金錢，無關身分，無關任何利益，我只是單純享受著純粹的付出，那種感覺比什麼體驗都還要美妙。因此我更加珍惜與每一位往生者的緣分，他們讓我知道自己的存在有多麼重要。

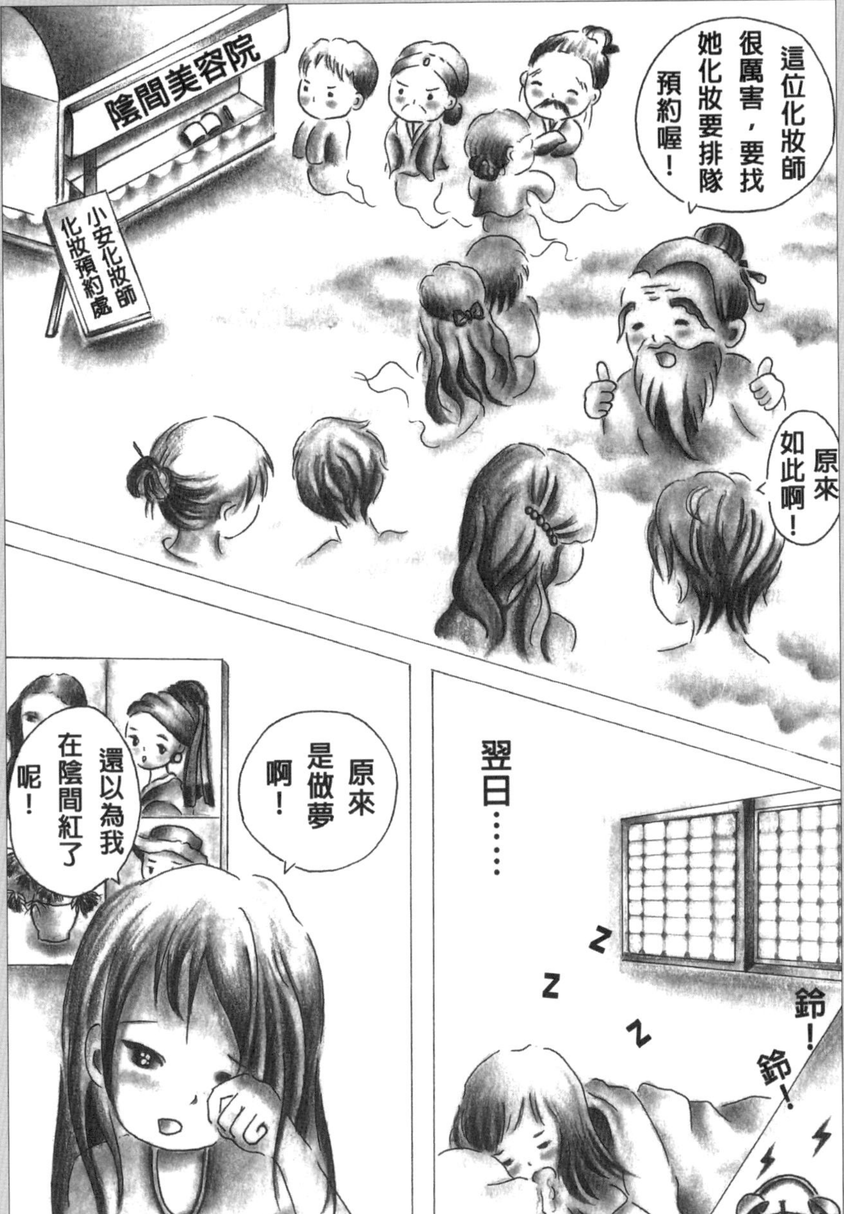
陰間美容院
小安化妝師化妝預約處
這位化妝師很厲害，要找她化妝要排隊預約喔！
原來如此啊！
翌日……
Z Z Z
鈴！鈴！
原來是做夢啊！
還以為我在陰間紅了呢！

夢境

沿著蜿蜒的小徑往裡面走是一座不著邊際的森林，湛藍的天空掛滿一朵朵如棉花糖的白雲，與綠色的森林相呼應，大地更顯逍遙自在，畫面和諧的像是一幅線條流暢且色彩豐富的水彩畫。我深深著迷於眼前的景色，至於這是什麼地方或怎麼來到這裡的，我完全沒有印象。

小鳥的啼叫聲格外悅耳響亮，卻沒看見其他動物或昆蟲。森林裡散發出的負離子與芬多精讓人特別放鬆，平時工作壓力造成的緊繃神經都像長出長鼻子般，跑出來大口深呼吸。就連毛細孔也像是泡在溫泉裡，全身舒暢到什麼疲勞都不見了。

「鈴！鈴！鈴！」來湊熱鬧的手機鈴聲讓我停下腳步，「真是掃興極了！」

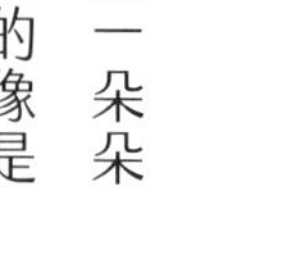

我心想。那好不容易跑出來透氣的神經與毛細孔又嚇到躲回去，「肯定是和工作有關的事！」我的直覺這麼告訴我。

「請問是小安小姐嗎？」是一個陌生的女性嗓音。聽起來像是上了年紀，長期猛烈抽菸，一種老菸嗓的沙啞聲音。

「是的，我是。」我回答。

「我想請妳來化妝可以嗎？」果然是工作的事。

「化妝！可以啊，沒問題，請問妳是？」

「我姓王，叫彥君。妳可以叫我大姐，也可以叫我君仔，我的親友都這樣叫我！」在自我介紹後，她繼續用沒有抑揚頓挫，低沉且平淡的菸嗓聲跟我交談。聽她的口氣，我想應該是往生者的家屬吧！

像彥君這樣親自打電話請我去化妝的家屬很少，記憶裡大概就兩、三次吧！但這倒也不是什麼了不起或特別的事，對我而言不過是再平凡不過的日常。是誰打電話請我去化妝也不是那麼重要，誰打都無所謂，重點是有錢賺不是嗎？

「彥君小姐妳好！」我禮貌地打招呼。

「請問往生者人在哪呢？我要到哪去幫她化妝？」我接著問。

「我在台中〇〇醫院，我想請妳來幫我化妝。」她用開水般平淡的口吻，對著電話這頭的我說。

「妳在台中〇〇醫院？想請我去幫妳化妝？」我一頭霧水地問。

幫有呼吸的人化妝當然沒問題，畢竟我之前可是一位新娘祕書呢！對我來說，有呼吸的跟沒呼吸的我都能駕馭自如。但是比起幫有呼吸的人化妝，我還是比較習慣沒呼吸的，畢竟這才是我更在行的事。而且往生者從來不會嫌棄我的化妝技術，至少他們沒有託夢來罵過我。

新娘祕書是我在二十八歲以前從事的工作，許多年沒在這個行業，現在流行什麼妝容、髮型我都搞不清楚了，陌生的程度就如同多年不見的朋友般生疏。因此我漸漸不習慣幫有呼吸的人化妝，嫌東嫌西不打緊，話多了會嫌妳囉

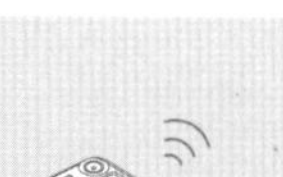

唆，話少又說妳擺臭臉，這尺寸拿捏還真不容易，回想起來可真是件麻煩的事。

彥君也許沒仔細聽我說話，自始至終我說的都是幫「往生者」化妝，並沒有提到幫活人化妝。

「彥君小姐，抱歉！妳說……要請我幫妳化妝嗎？可是……我只幫往生者化妝耶！」

「我知道，我就是往生者本人。」聽完這句話我沉默了幾秒。

「往生者……本人……打電話給我？別開玩笑了！是惡作劇吧！」我驚訝地想。此時我已無心欣賞眼前的秀麗風光，而是佇立在原地豎起耳朵繼續與她交談。

「妳說，妳是往生者……本人？」

「嗯，是的，我是本人，是我本人請妳來幫我化妝。」

「哈哈……」我笑出聲來。

「這怎麼可能，別開玩笑了，往生者怎麼可能會打電話給我！」

「是真的。」她還是那個平淡的菸嗓聲，聽不出任何情緒。

「太扯了，我不相信。」我說。

「妳可以去求證，總之我希望妳來幫我化妝可以嗎？」她淡淡地問。

「什麼！居然叫我去求證！」我像煮熟的蛤蜊般張大嘴。往生者叫我去求證！這天底下竟然有這種事！這對我來說是入行三年以來最讓人吃驚的事。

「求證？我要去哪求證啊？太扯了！」我問，同時依舊認為是惡作劇的成分居多。

「台中〇〇醫院往生室。」她說。

此刻我再也無法保持冷靜，「隨便說個醫院名字就以為我會相信嗎？而且她說的這間醫院還是我們公司簽約合作的，裡面也有我認識的人！難道不怕謊言被拆穿嗎？」我心想。

「請等我一下！」我對她說。

「嗯！」

我一邊思索著彥君說的話，一邊來回踱步。所謂凡走過必留下痕跡，我突然想到手機螢幕上不管如何總會顯示些什麼，也許可以抓到惡作劇的證據，因此為自己的聰明感到沾沾自喜。

但仔細一看，手機螢幕如白紙般的空白畫面讓我吃驚地瞪大雙眼，「這不可能！」我緊張到一句話也說不出來。

「這……這……什麼都沒有，也太不合乎邏輯了吧！再怎麼樣手機螢幕上總會有個畫面，就算是刻意不顯示號碼，也會有『來電未顯示號碼』之類的字眼吧！但現在連一個字也沒有，怎麼會發生這樣的事情呢？」我無法理解此刻的情況。難道真的是往生者從另一個世界打電話給我？真的有這麼神奇的事嗎？真令人難以置信啊！

手機在我發抖的雙手裡彷彿開啟了震動模式，「喂！喂！喂！彥君妳還在嗎？」我急忙問。

「嗯！我在。」她沒有不耐煩，口氣依然平穩。

「妳從哪打的電話呢？沒有號碼顯示我要怎麼回電給妳？」我豎起耳朵努力聆聽電話另一頭的聲音，想聽聽看彥君周邊的環境是否有其他蛛絲馬跡。但不管我怎麼聽，她的世界彷彿只剩下她一個人，什麼聲音也沒有。

「嗯……那妳可以來幫我化妝吧！」她刻意避開我的問題。

「我已經沒有時間了，拜託妳了，小安小姐。」

「嗯……我……喂！喂！」電話那頭的聲音隨著彥君說完話後變得一片安靜，彷彿這通電話從來沒發生過一樣。

奇妙的興奮感

夢醒後我睜開眼盯著天花板，回味著剛剛與彥君通電話的事，一種不可思議與愉悅的感覺在腦裡發酵。究竟這樣的愉悅感是來自夢裡的大自然環境，還是往生者打電話給我的特別經歷呢？具體是什麼我並不清楚，但這特別的感受讓我捨不得從床上離開，直到鬧鐘提醒我上班快遲到了，我才匆忙出門。

八點二十分，我打了上班卡，坐在辦公室裡好一陣子沒有心思做其他事，只是想著夢裡發生的一切。一股與靈異事件扯上關係的感覺和無法控制的興奮感，兩者激起奇特的火花。

「好奇妙啊！往生者從陰間打電話給我，而且指定我幫她化妝，這是多大的榮耀啊！」至於是怎麼接通電話的，竟然可以經由夢境與陽間的人連結，莫非陰間已經進步神速，發展出能跨越陰陽界的技術了？那麼未來陽世間的人，若能透過這種方式與陰間聯絡，也許「死亡」就不會這麼令人難以接受，人們也不會因為失去親人悲傷到久久無法平復了。

「嘿，小安妳在發什麼呆啊？」禮儀師阿政打斷我的美夢並朝我走來。

「沒什麼，只是在想一件事！」我說。

「什麼事？」他走到他的位子，拿起桌上的鏡子左看右看，並撥了撥額頭上蓋住眼睛的頭髮。

「這件事說來也許你會覺得荒唐。」我說。

「可以說看看，我洗耳恭聽。」他放下手上的鏡子，專注地望著我。

「嗯……」我沉默了，猶豫著該不該將夢境告訴他。

「妳就說吧！到底什麼事這麼荒唐呢？」阿政不等我回答接著說。

「我夢見往生者，她來我夢裡請我去幫她化妝。」我把夢裡的經過跟他說了一遍。

「哈……妳就為了這件事在煩惱啊？」他一臉輕鬆地笑著，神情彷彿這是一件稀鬆平常的事。但對我來說，被往生者指定化妝是一件非常了不起的事。

「雖然我也沒聽過類似的經歷，不過如果我是妳的話，我會去求證。打一通電話過去台中○○醫院往生室，不就知道是不是真的有這位往生者了嗎？反正名字妳都知道了不是嗎？求證就好了，不用自尋煩惱。」他接著說。

「對耶！就連夢裡彥君也叫我去確認，不就是打個電話確認這麼簡單的事，我怎麼沒想到呢？」

我的心情如同飛機起飛的瞬間般充滿期待，若這件事是真的，那肯定是可以拿來炫耀一輩子的事。想到這我藏不住喜悅，嘴角不自覺地上揚，就連眼睛也像裝了雷射光般閃亮。

興奮感在我的體內膨脹，我多麼想立刻告訴親朋好友們，往生者從陰間打電話請我化妝的事啊！所以我得先去求證。

求證

「喂！○○醫院往生室您好，敝姓陳，有什麼能為您服務的嗎？」

「你好，我是台北○○單位的化妝師小安，我想請問你們單位是否有接到一位往生者叫王彥君呢？」

「有的，請問妳是她的朋友嗎？」

「有！」當聽到「有」的瞬間，我的情緒複雜到極點，一方面感到興奮，一方面又覺得難以置信。沒想到竟然真的有這種事！我雞皮疙瘩掉滿地，汗毛直挺挺地立著像在站衛兵。

「我不認識她，這事說來很不可思議，總之我夢見她請我幫她化妝。」

「有這種事？」對方問。

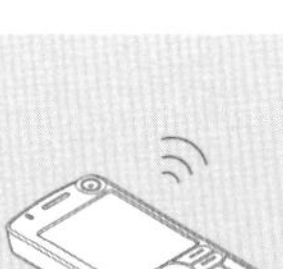

「那再請問你最後一個問題，她的家人是不是習慣叫她君仔呢？」

「嗯……這我不太清楚，妳等我一下。家屬剛好在旁邊，還是妳要跟家屬說話嗎？」

「嗯！好。」我聽見電話那頭的禮儀人員大致跟家屬解釋發生什麼事。一切來得太突然，使我的心撲通撲通，以無法控制的速度跳動著。

「喂！我是王彥君的兒子。」他的聲音聽起來比我還緊張。

「你好，我是化妝師小安。事情是這樣的，我昨晚夢見你媽媽了，她請我去台中幫她化妝。」

「我媽媽有說什麼嗎？」他問。

「你媽媽沒有特別說什麼，只是請我去化妝，還說親友都稱呼她君仔。對了！你媽媽的聲音很特別，是有點沙啞的嗓音。」

大約有十秒的時間，電話像是被轉移到其他時空一樣，怎麼也聽不見彥君兒子的聲音。

「喂！喂！喂！請問有聽到嗎？」我不停確認電話那頭是否聽得見我的聲音，然而另一邊像是刻意拿開話筒似的一片安靜。接著傳來越來越大的啜泣聲，對方正在電話那頭哭泣。

「是我媽媽沒錯！她平時真的很愛漂亮，出門都要上美髮院，沒化妝就不敢出門。我想她會找妳一定有她的原因，我媽媽明天就拜託妳了，請幫她打扮得漂亮一點，完成她的心願。」彥君兒子哽咽著把話說完。

「所以媽媽是明天告別式嗎？請問是幾點呢？」我詫異地問。

「我們……是下午一點的……告別式……」彥君兒子已經泣不成聲，在電話那頭斷斷續續地說著。

「好的，我明天搭高鐵下去。」我說。

「化妝師，拜託，麻煩妳了。」

掛完電話後，彥君兒子的啜泣聲不時在我耳邊響起。一種使命必達的壓力，讓我告訴自己無論如何都要排除萬難過去，雖然緊湊的時間讓我有些驚慌失措。

這件事看起來容易，程序卻不如表面看上去那麼簡單。為了兌現這個承諾，我必須努力協調。畢竟按照公司的規定，北、中部在化妝業務上是彼此不往來的，台中也有固定配合的化妝師，因此我得先知會台中單位的部門經理與禮儀師，得到他們的同意後才能跨區服務。

在緊迫的時間下，我必須完成這些程序，而大魔王是我單位的經理，他平時十分嚴肅，因此私底下我都叫他黑臉經理。我必須跟他完成請假程序，才算是通過最後一關。

黑臉經理

經理的座位後方有一排倚靠牆面，寬兩米，高一米五左右的鐵櫃。櫃子裡擺滿一堆雜物、衛生紙、擺飾品、筆、文具等，還有雜亂的文件夾像一群醉漢般隨意倒在角落。

經理的位子在辦公室最後方的角落，往前望去便能清楚看見每一位禮儀師的後腦勺與電腦螢幕。如此一來，誰在摸魚，誰在認真上班，可說是一覽無遺。

我戰戰兢兢地邁開步伐，往經理的位子緩慢走過去，心裡七上八下的，連雙腳也不聽使喚了起來。「經理會相信嗎？不知道他會如何看待這件事呢？」我拿著請假單並帶著彥君的期待，思考要如何跟經理開口比較好，但吃了秤砣鐵了心的我是勢在必行。

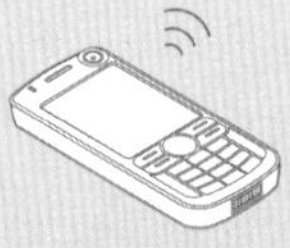

往好的方向想，也許見過大風大浪的經理，能提供不同的意見給我參考也說不定。或許他還會頒發個什麼突出貢獻獎、陰間服務獎之類的獎項給我。

我躡手躡腳來到經理的身邊，「報告經理！」

經理正專心埋頭在電腦世界裡，雙手起勁的與鍵盤打交道，「什麼事？」他眼睛盯著電腦螢幕，手裡繼續敲打著鍵盤。

我緊張到雙手發抖，手裡的假單也跟著跳起發抖舞。

「什麼事？」他又再問一遍。

「呃……經理……事情是這樣的。我……夢到往生者打電話給我，請我……去台中〇〇單位幫她化妝，所以明天想請假去幫她化妝可以嗎？」我支支吾吾地把話說完。

大約有五秒的時間，經理的表情看上去像是在消化我剛剛說的話。他眉頭緊鎖並停止手上的動作，抬起頭斜眼側目看著我，嘴角也同時跟著眼睛飛揚了起來。

「我——聽——妳——在——Do——Re——Mi！」他一字一字說得又慢又用力。

「DoReMi？經理這是什麼意思？」

「什麼意思？我聽妳在唱歌的意思啦！什麼意思！」經理說。

經理這話一出，辦公室裡的禮儀師阿東、小朱立刻大笑了起來。經理斜眼瞪著他們說：「笑什麼？是沒事做嗎？太閒哦！」辦公室又馬上恢復寧靜。

「唱歌？」我抓了抓頭疑惑著。心想這跟往生者請我化妝有何關聯，聽我在唱歌又是什麼意思呢？

「往生者打電話給妳，請妳去幫她化妝，我看妳是在畫老虎跟蘭花吧！」經理口氣有些嚴肅地說。

這次我聽懂經理的意思了，原來他根本不相信我說的話，認為我在吹牛。

「報告經理，我……我……是說真的，往生者真的打電話給我，我沒有唬爛！」我手心冒汗緊張地說。

「妳也幫幫忙，想休假去台中玩就直接說啊！我做這麼久了，從來沒有聽過比這個更扯的事，還往生者打電話給妳勒！不然妳叫她打給我啊！跟我說是她叫妳去化妝的，我就讓妳去。」經理說。

「經理，我……我……」

「我問妳啦！如果哪一天〇〇禮儀師跟我說往生者託夢給他，說每一場案件都要他承辦，那是不是所有案件都讓給他，錢也給他賺就好了？這樣其他禮儀師不就全部去喝西北風！跟我說這種完全沒有科學根據的事，太扯了啦！人家台中也有化妝師啊，就非要妳去不可，笑話！」經理阻斷我的話，並有些不開心地諷刺著說。

我不死心繼續跟他周旋，「我能理解經理的意思，可是我真的沒有說謊。而且我沒有要跟家屬收錢，單純只是受往生者之託想幫忙而已。我還打電話去台中〇〇醫院確認過了，確實有這位往生者。我跟家屬通完電話後，家屬還要幫我出高鐵錢，讓我完成他母親的心願！」我話一說完，經理隨即陷入沉默。

他望著電腦若有所思，一隻手托著腮幫子，另一隻手放在桌上像彈鋼琴似的，舞動的指尖在桌面上敲打出咔嗒咔嗒的聲響。

「好吧，我讓妳請假。但妳工作要安排好才能請假，台中那邊的主管也都得先知會，他們同意以後我才能通融。」經理說。

「報告經理！我已經知會台中的主管了，明天也沒有工作要忙。」我開心地回答。

「妳動作可真快齁！還有，我是答應讓妳請假，不是認同妳說的那些怪力亂神，什麼往生者請妳去化妝的狗屁話，這樣妳懂齁？」

「還有其他事嗎？」經理接著問。

「報告經理，沒事了！」

經理揮揮手像急著趕我走似的，為了避免他有反悔的可能，我說聲「謝謝」並遞上假單後，便立即轉身快速地離開。

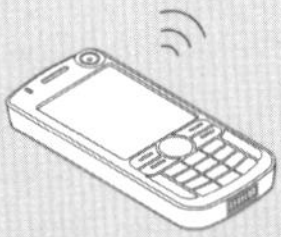

化妝箱裡擺滿了各式各樣的化妝用品，我拖著它坐上南下的高鐵。又有誰知道拖著這化妝箱的人是一位大體化妝師呢？如果每個人的身上都有職業名牌的話，那麼估計沒有人敢坐在我身邊吧！又或者會好奇地拉著我問，「妳有遇過什麼靈異現象嗎？」、「妳看過鬼嗎？」、「妳都不怕嗎？」這類沒創意的問題，想到這我便笑了。

另外一想到自己為什麼出現在這裡，除了覺得不可思議，還有一種說不上來的複雜心情，帶了點期待與緊張。就如同學生時期要去見筆友般，當時手機還不普遍，主要是靠著書信或Email往來，因此兩個素昧平生的人一旦有機會見面，那種興奮感會使人開心到無法入眠，我現在的心情便是那樣。

呷好逗相報

「彥君她長什麼模樣呢？除了有著特別的嗓音外，她又是怎樣的一個人？為何會找上我？」這些都是我迫切想了解的事。

走進台中〇〇醫院的往生室已是上午十點了，這裡有著與台北往生室一樣明亮的裝潢，讓我完全沒有身在異地的感覺。在我進門時，禮儀助理親切地上前招呼，「我是小文，那天接電話的人是我。」他說。

「原來是你哦！」

「真是神奇，竟然有這種事。」

「是啊！我自己也覺得很不可思議。」

「這是家屬要給妳的高鐵費，等妳完成彥君的妝以後家屬才會過來看。」他把一個信封袋拿給我。

「謝謝你！」

「我幫妳拿化妝箱吧！」他順手接過我的化妝箱。

我迫不及待想見到彥君，於是便轉過身看著他問：「我可以去幫彥君化妝了嗎？」

「這……」他吞吞吐吐的，好像有什麼話要說，卻又不知道基於什麼原因說不出口。

「怎麼了？」我問他。

「這個……」

「什麼事呢？」我一臉疑惑。

「就是……王小姐她的遺體……我們不知道發生什麼事了，但整個臉部都變成綠色的。」

「變綠色？」我瞪大眼睛問。

「嗯！變綠色。我們也是今天退冰才發現她的遺體變成這樣，這有辦法化妝嗎？還有救嗎？」他問。

「麻煩你先帶我去看遺體的狀況，看是怎麼一回事再討論。」

冰櫃區的鐵床上躺著一具女性遺體，小文指著那具遺體說：「就在那裡。」

我拉開蓋在彥君身上的往生被，已經五十多歲的她，身材卻纖細得如同少女般。長長的大波浪卷髮，繫了個斜馬尾，穿著一般的中式鳳仙壽衣[註1]，這樣的搭配顯得有些老氣。但最吸引我注意的還是彥君的臉龐，那如菠菜般的墨綠色，夾雜著紅紫色條狀分布的紋理斑，看起來恐怖的成分居多，與遺照的模樣相差很大。若家屬見到彥君現在這個樣子必定會傷心不已，嚴重的話還可能造成日後的心理創傷。

或許是彥君知道自己變成這個樣子，所以才希望我幫她化妝，不想讓家人看到她現在的模樣而傷心難過吧！「彥君，是這樣吧？所以妳才請我來化妝。」我回想起她在夢中說的「我已經沒有時間」，原來是這個意思。

我問了問身旁的小文說：「之前沒有發生這種情況嗎？家屬知道彥君的皮膚狀況嗎？」

「家屬之前都有來看王小姐，皮膚是有比較黑一點，但都沒有像現在這樣，所以家屬並不知道。我們看到時也嚇了一跳，這有辦法補救嗎？」他焦急地問，似乎在擔心要如何跟家屬交代。

「可以！只是妝會比較厚一些。我會盡力幫彥君化妝，不用擔心，就交給我吧。」我說。

「麻煩了！完成以後再跟我說，我再通知家屬過來確認。」小文放下化妝箱的拉桿，說完後便走出去了。

看著彥君墨綠色且布滿紋理斑的臉，我思索著這確實是件不尋常的事。奇妙的是一般這種墨綠色通常只會出現在遺體的腐敗階段[註2]，而且會有一股腐臭味伴隨著身體的腫脹。但彥君除了臉部皮膚顏色異常之外，一切都很好，連身體也還是正常的膚色，沒有其他臭味與腫脹，常理判斷並非腐敗所造成。但又有什麼原因會導致現在的狀況呢？時間的緊迫讓我沒有心思繼續多想。

「嘿！彥君，我做到了。我真的來了哦！彥君，雖然妳比我年長許多，但我還是叫妳彥君，妳不會介意吧！」我一邊準備化妝品，一邊有些生疏地跟彥君說話，用類似傳達意念的方式聊天。除了「妳好嗎」、「我來了」，同時也說著「一路好走」、「要保佑家人平安順利」……之類俗套的話。也或許通過電話的我們多了份熟悉感，因此顯得沒那麼落得俗套。

清潔完彥君的臉部後，我拿起磚紅色粉底做初步的膚色修飾。彥君皮膚的觸感比我想像中更有彈性、細緻，完全不像腐敗所呈現的狀態。然而那看似腐敗現象的顏色又是怎麼回事？我仍搞不清楚。唯一慶幸的是好在僅是顏色變化，否則處理起來恐怕不容易，效果也會不理想。在順利完成彥君的妝以後，我就像達成了什麼重大任務般愉悅。

見到彥君的兒子與家人是一個小時後的事了，她的兒子看起來與我年紀相仿，是一位彬彬有禮、忠厚老實的年輕人。他握著我的手不停道謝，臉上滿意的笑容取代眼淚。而我也十分開心，覺得對彥君能有所交代了。

「謝謝化妝師把我媽媽打扮得很漂亮，我想她一定很高興。」

「不客氣，這是我應該做的。」我說。

接著他從皮包裡取出紅包，一把拉起我的手，並將紅包放在我的掌心上，我連忙把紅包退回去。

「這是我們家屬小小的心意，化妝師妳收下吧！」他繼續把紅包塞給我，一旁較為年長的男子也跟著附和說：「化妝師妳收下來吧！」我急忙把手放到背後，深怕他們又往我手裡塞紅包。

「你們幫我付高鐵費，我已經非常感恩了。這錢我不能收，就當作我跟彥君結的緣分。謝謝！你們的心意我心領了。」我笑著說完後，便拉起化妝箱的桿子，「我先走了喔，謝謝你們。」我點頭揮手與家屬道別。

「化妝師，謝謝妳。」他們不停跟我道謝，目送我離開往生室。

「彥君，希望妳會滿意。謝謝妳！讓我有機會服務妳。」這是我完成彥君的妝後對她說的話。我不禁想著與彥君的緣分，也許是來自另一個世界曾經被我服務過的朋友，他們可能覺得我的化妝技術還不錯，於是跟彥君推薦我，就是一種「呷好逗相報」的概念吧！

在幫彥君化妝時，我甚至跟她開玩笑說：「以後記得幫我介紹案件喔！對了，但要收錢，不然常常不收費我恐怕會無法生存下去。」而我的第一次免費化妝便獻給彥君了，奇妙的是這種感覺竟十分踏實，連走路都變得輕快。

---

1 **鳳仙壽衣**：一般壽衣分中式與西式。在中式女性壽衣裡，又分旗袍裝與鳳仙裝。傳統禮俗上會依照往生者的身分、地位、年紀來決定壽衣款式。演變至今大部分僅會根據往生者的年紀來挑選壽衣，通常穿著鳳仙裝的是未滿六十歲的女性。

2 **腐敗階段**：腐敗通常在死後的二十四小時以後發生，當遺體經過屍冷、屍斑、屍僵後，就會進入腐敗，一般腐敗發生的順序分爲三個階段。
一、呈現屍綠和紋理斑：約在死後的二十四至三十六小時發生，人死後會在皮膚表面產生一些條狀紋路，其範圍、顏色和深度都與死亡時間有關。
二、身體開始浮腫：約在死後的三十六至四十八小時發生，身體的特定部位會開始腫脹，比如水分較多的眼球、舌頭、肚臍及生殖器等。
三、皮膚鬆散且形成水泡、毛髮及指甲鬆脫、手腳皮膚整片滑落：約在死後的六十至七十二小時發生，皮膚與毛髮滑脫範圍與死亡時間成正比。

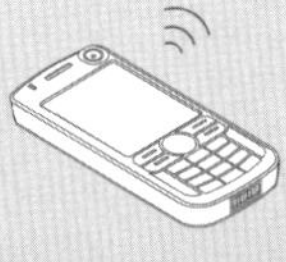

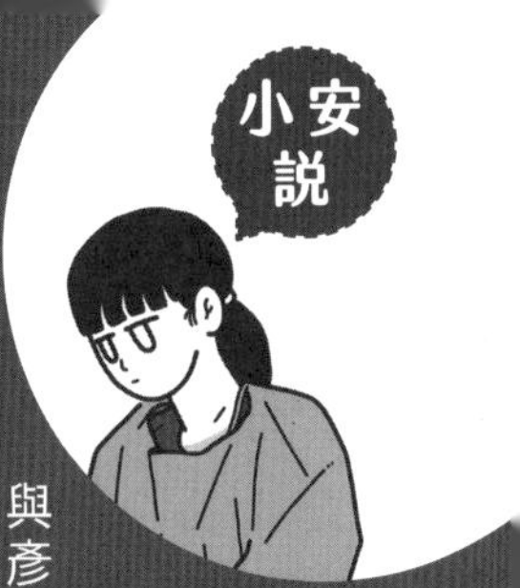

施比受更快樂

與彥君的美麗邂逅雖然已過了十六年，但每每想到那一次經驗，我的嘴角仍然會不自主地上揚。爾後雖又有幾次與往生者在夢裡相遇的經驗，可惜大多是模模糊糊的片段，如同一縷輕煙悄然從腦海裡飄過，不成具體輪廓。奇妙的是都集中在與彥君相遇的那幾年輪流發生，這讓我不由得想，莫非是彥君在陰間成爲了我的代言人？向陰間的朋友展示她的面容爲我招攬生意，如同幫我開了一條新通路似的。

而當時那個視財如命，一心只想賺錢的我，竟然願意排除萬難，不顧衆人的恥笑，大老遠從台北跑到台中，僅是爲了完成一個免費的妝。最後竟還面帶微笑，捨棄掉放在手裡的厚實大紅包。現在想來如同魔術師把人變不見般不可思議，無法完全理解當初的自己是基於什麼理由與心情，去做一件大家都覺得荒謬至極，而自己卻樂在其中的事。除了覺得被往生者指定化妝很了不起，能拿來跟親友說嘴之外，膽小的我是否也怕遭受陰間朋友的報復呢？

不管出於什麼原因，能確定的是，當初那種單純且純粹付出的感覺，直至今日都讓我感到無可救藥的幸福。那被往生者肯定的榮耀勝過一切輿論，這樣的經驗並非人人想要就能得到，因此即使被當成傻子我也無所謂。畢竟發自內心幫助一個需要自己的人是無比快樂的事，更何況我幫的還是一名往生者呢！此後我也漸漸明白，並不是只有錢能讓我感到快樂，而是事件本身所帶來的深刻體會。

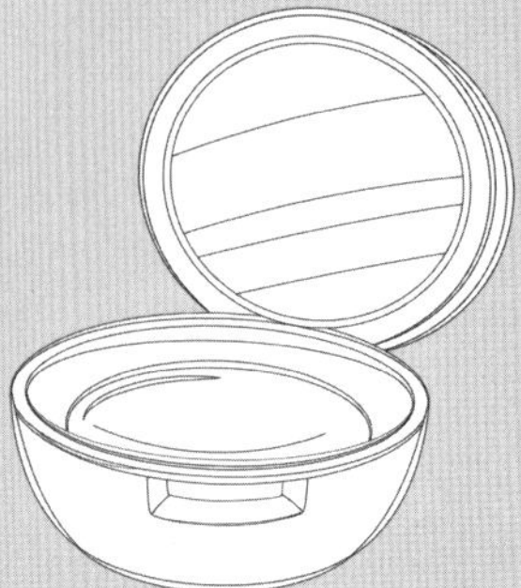

第三章

一見發財妝

身為大體化妝師最大的成就，就是往生者能在自己的巧手妝扮下，莊嚴漂亮地走完人生的最後一程。然而這份成就感有時並不完全操控在自己手上，更多時候是建構在家屬的審美觀上。隨著時代變遷，人們的審美意識也逐漸抬頭，看待往生者妝容的觀點亦隨之改變。這有趣的現象讓化妝師與家屬，甚至是家屬與家屬間碰撞出趣味的火花。至於如何從各自標準不一的審美觀中取得共識，妝點出符合家屬心中期待的樣子，就得看化妝師的功力了。而最後呈現在往生者臉上的色彩，將會帶給家屬驚喜還是驚嚇？是前往天堂還是地獄？這就不得而知了。

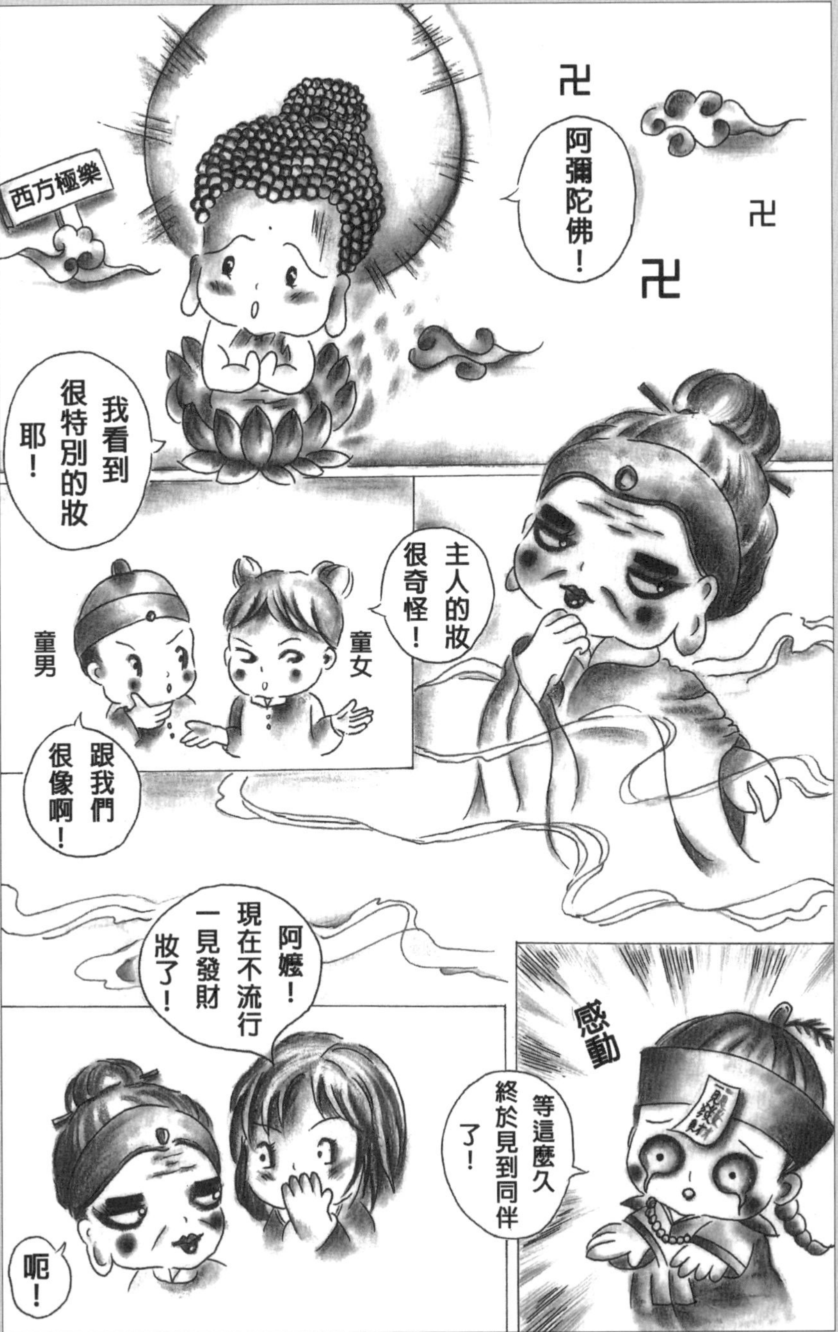
卍
阿彌陀佛！
卍
卍
西方極樂
我看到很特別的妝耶！
主人的妝很奇怪！
童女
童男
跟我們很像啊！
感動
等這麼久終於見到同伴了！
阿嬤！現在不流行一見發財妝了！
呃！

考駕照

我一邊開車一邊欣賞兩側的稻田風光，綠油油的嫩芽已冒出頭，估計六月時便能見到整片金黃的稻穗。但在田埂小路開車遠比考駕照還驚險，因此我不得不把飄走的專注力拉回來。

今天的目的地是桃園八德的一處喪宅，為一名高齡九十歲的奶奶化妝。我跟著導航一路從大馬路駛進巷弄間，車子轉個彎後，一條蜿蜒看不到盡頭的小路出現在眼前。「哇！這路……未免也太小條了吧！」我下車仔細察看一番後，發覺路窄得只能勉強讓一輛車通過。恐怖的是輪胎剛剛好落在柏油路的邊緣，只要靠左一點、右一點就會偏離軌道，一不留神車子便會滑落稻田裡。

「別人都是怎麼開過去的啊？住在這裡的人都是車神嗎？技術都這麼好

喔！」我不由得皺眉思索，把接下來會發生的狀況想一遍。要麼順利開過去活路一條，要麼掉進田裡死路一條，看來只會有這兩種結果。但掉下去實在非常丟臉！依照目前的處境來看，我的路只有一條，沒得選擇，否則抵達不了喪宅。

我硬著頭皮將車子開到喪宅門口後，迎接我的是整排的家屬。「這些家屬可真熱情啊！還出動全家人在門口迎接我。」我心想，並帶著不好意思的心情停好車。

當我從後車廂拿出化妝箱時，一名年約六十多歲的男子朝我走來，他口裡嚼著檳榔，手指著我剛剛開進來的小路問：「妳從這裡開進來的嗎？」

「嗯，對呀！」我說。

接著整排家屬不約而同拍起手來，「小姐，妳有夠厲害耶！這條路妳開得進來？」男子說。

我尷尬地笑了，「不開進來就到不了啊！」我說。

男子立刻指了右後方的位置，「妳怎麼不從那一條開進來？那一條路大多了。」接著他又往前比，「妳走的這一條路是機車在走的，妳是第二個開進來的人耶！第一個開進來的直接『碰』地掉到田裡面去了。」說完他咯咯笑起來，露出眼角能夾死蚊子的皺紋與一排紅通通的牙齒。接著他朝一旁的桶子「呸」地吐了一口，橘紅色的檳榔汁一下從嘴裡噴了出來。現場的家屬不分男女老少，大家跟著笑成一團。

「所以這條路是……」我暗自覺得不妙，大概會意過來是怎麼一回事。

「這一條都是機車在走的，路這麼小，轎車沒在走這一條啦！」男子邊嚼著檳榔邊再次強調地說。

我尷尬地摸了摸後腦勺，在不知道該如何回應的情況下，也只能對著整排家屬傻笑。

此時禮儀師小志笑著往我的方向走過來，肯定是家屬進去通風報信的！「妳還真行！車子能從機車道開進來。」他一開口就先嘲笑我一番。我心想也罷，這時能娛樂家屬也算是功德一件。

「奶奶在裡面，衣服都穿好了，就等妳化妝，趕快進去吧！」小志指著他後方的三合院說。我朝他點點頭後，便提著化妝箱往三合院中間的門廳走去。

死不瞑目

奶奶的皮膚狀況極好，除了老人會有的皺紋、斑點，沒有任何其他瑕疵，就連屍斑也幾乎沒看到，皮膚好到簡直不像一名往生者。雖然肢體有些僵硬，眼睛也還半張開著，但完全不影響那安詳的感覺，彷彿只是睡得很沉而已。

我按摩著奶奶眼睛周圍緊繃的肌肉，藉此使肌肉放鬆達到闔眼的效果。經過按摩後，奶奶的眼睛很快便閉了起來，大女兒見狀開心地說：「阿母眼睛閉起來了耶！」

「化妝師，我聽說眼睛閉不起來是死不瞑目，這是真的嗎？」二女兒連忙接著問。

被她這麼一問，我心想這迷信之說真是害人不淺啊！許多家屬包含我自己

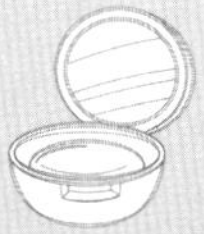

的家人也都有相同迷思，這倒是一個好問題！我看了一下奶奶的三位兒子、兩位女兒，大家彷彿都在期待我能說出什麼警世名言似的，直盯著我瞧。這嚇唬人的說詞畢竟不是喪禮所要傳達的意涵，我想花點時間來跟他們解釋是必要的，否則他們在幫奶奶辦後事的同時，還得深受迷信所困擾。

「各位家人，我很常見到眼睛閉不起來的狀況喔！很多家屬也跟你們有一樣的疑惑，針對這件事，我有個問題想請教家人。剛剛我只是按摩奶奶的眼皮，她的眼睛就閉起來了，這樣是不是就沒有死不瞑目的問題呢？」我說。

大家彼此相望，似乎在認真思考我的問題。不一會功夫，滿臉鬍子的大兒子用他幾乎看不到的嘴巴說：「對齁！我看妳只是動動手指，我阿母的眼睛就閉起來了。化妝師妳很厲害耶！我看妳年紀輕輕，沒想到這麼厲害。」

我不好意思地朝大兒子揮揮手，給他一個不失禮的微笑，「沒有啦！我也是學習來的。」

「一般我們會認為人往生後，眼睛閉著看起來比較安詳；眼睛張開則看起來像心有不甘，心願未了一樣。但如果用醫學角度來看待，可以解讀成古時候醫學比較不發達，不了解人往生後遺體所產生的變化，因此把所見到的現象加上想像，傳來傳去就變成『死不瞑目』的說法了。」我接著說。

二兒子，也就是在門口迎接我的滿嘴檳榔的男子，我稱呼他為檳榔哥。他在我話說到一半時問我：「所以我阿母沒有死不瞑目齁？」

我目光停留在他紅通通的嘴巴上，「當然啊！我剛剛只是運用了一些小技巧而已。簡單來說，就是奶奶眼睛周圍的肌肉比較僵硬，所以我透過按摩讓肌肉放鬆。這是人往生後很自然的現象，你們不用擔心，並沒有死不瞑目這回事！」我微笑地回。

「那我們就放心了。」大女兒說。

接著大家彷彿在開研討會似的，討論起「死不瞑目」這件讓他們傷腦筋的事。不過我想他們以後應該不會再為這種事煩惱了，因為我最後聽見檳榔哥說：「還好化妝師有解釋，不然我們想破頭也不知道阿母為什麼死了還不甘願走，以為是有什麼事讓她掛心。原來只是第一次死比較緊張，僵硬……僵硬啦，所以化妝師讓阿母放鬆，她的眼睛就閉起來了。」大女兒朝他的手臂打了過去，「什麼阿母第一次死比較緊張，亂說話。」惹得全家人哄堂大笑。

請上淡妝

依照奶奶子女們的說法，奶奶平時是不化妝的，因此我幫她抹了層薄薄的嬰兒油後，帶著家屬的期待幫奶奶完成了淡妝。

站在完妝後的奶奶面前，這群家屬不再像剛剛一樣嘻嘻笑笑的，取而代之的是沉默與一臉嚴肅。現場氣氛就像冷氣團來襲般刺骨，我感受到一股不尋常，「請問奶奶的妝還可以嗎？需要調整嗎？」我不安地問。

「這不像。」大女兒率先回答。

檳榔哥的頭左右搖晃著，「這不太像。」他也說。

聽見大女兒與檳榔哥說不像時，大家蜂擁而上，想看清楚奶奶臉上的妝容。接下來大家你一言我一語，熱鬧的彷彿在菜市場挑菜，我聽到最多的就是

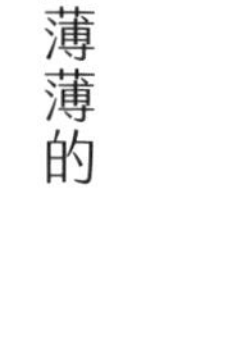

「不太像」這句話。

「怪了，不是要自然嗎？奶奶幾乎沒上什麼妝啊！跟剛剛相比明顯的差別也只是多了口紅與眉毛而已，為何會不像呢？」我在心裡咕噥著。

「是塗了口紅所以覺得不像嗎？還是我擦掉一些呢？」我接著問。

「不能擦掉！我覺得口紅可以再紅一點。」二女兒回。

「對！我也覺得口紅還可以再紅一些。」大女兒回應二女兒的話。

「啊！我知道哪裡不像了！」大女兒說完又接著補上一句：「眼睛沒有眼影啦！」

「什麼！不是要自然嗎？加上眼影能多自然呢？」我在心裡疑惑著。

「對啦！要有眼影啦！」很少開口說話的小兒子說。

雖然滿腹疑惑，但往生者畢竟是他們的親人，不管基於什麼立場，我都應該尊重家屬的意見，「好的沒問題！」我說。

我拿起眼影盤，從最淺的淡橘色開始上起，淡粉色、紫色、咖啡色，一直調整到最後的黑藍色。

「藍色眼影好！眼尾再加點黑色！」

「眼線重一點，粗一點！」

「粉底白一點！」

「對！對！對！就是這樣。」

在奶奶的子女們指導下，我總算大功告成。

我心情沮喪地走到喪宅外面，猶如一隻喪家犬。完妝後奶奶的臉上就像鋪上一層厚厚的麵粉，濃豔的藍黑色眼影延伸到眼皮上方接近眉毛的位置，厚實的眼線就像兩條毛毛蟲，粗黑的眉毛如同蠟筆小新一般，圓圓的兩坨腮紅在臉上顯得特別搶眼，就連櫻桃小嘴也變成了血盆大口。

這強烈的違和感看得我膽戰心驚，就連呼吸都快停止了。這不就是鼎鼎大名的「一見發財妝」嗎？我不敢相信竟是出於自己的手，我的一世英名恐在今天毀於一旦。

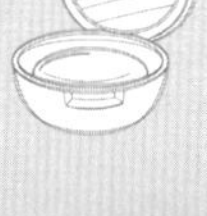

然而白天不懂夜的黑，這樣的心情看來只有同行的小志才懂。因為他看了奶奶的妝以後，就像有隻迅猛龍在後面追趕似的，帶著驚嚇的表情跑了出來，這是我從未在他臉上見過的。

「這……這是什麼妝？」他對著我興師問罪。

「不是我願意的！」我急忙撇清關係。

「什麼意思？什麼叫不是妳願意的？」

「是家屬要求的啊……」我委屈地說。

「這……怎麼可能，妳確定嗎？家屬說的？」

「我確定！是家屬在旁邊指導我的。」

「這跟鬼一樣，比鬼還可怕！能看嗎？」他一下跺腳，一下焦慮地撥了撥前面油膩的頭髮，邊走還邊碎念，「妳確定齁，我要去問家屬喔！」

我朝他點點頭後，他轉身往三合院門廳走去，我也隨後跟了上去。

「奶奶的妝你們都確認過了嗎？」小志問家屬的同時，露出勉強的微笑。

「我們確認過了。」大兒子微笑地回。

「所以妝這樣可以嗎？不會太濃嗎？」小志滿臉疑惑地問。

「不會啊！非常好！」二女兒說。

「這……現在不流行這種妝啦！現在都講求自然。」小志邊擦汗水邊說。

「這你就不懂了，以前我阿公、阿嬤也都是這樣啊！人死了就要有死人的樣子。」大女兒說。

「確定？確定？確定？」小志前後共問了三次，奶奶的子女們則朝他點頭微笑。

「確定！」小兒子肯定地回答。

在我洗刷六月雪後，小志的表情依舊一臉難以置信，彷彿活見殭屍般。他在我耳邊小聲地說：「這跟鬼一樣能看嗎？家屬在想什麼？現在哪還有人這樣要求的？」我只能尷尬地笑著。

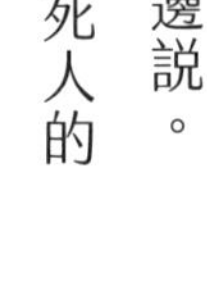

再見發財

「化妝師，我爸爸的妝千萬不要『一見發財』喔！」

跟我討論不要一見發財妝的人，是往生者的女兒林小姐。今天和她見面後，她便在我耳邊喋喋不休，如同九官鳥般說個不停。她的手一邊搔著頭皮，一邊焦慮地在臉上揮舞，樣子跟我在買東西討價還價時的表情如出一轍。

我心想現代的年輕人，知道一見發財妝的可能沒幾個。但眼前這位林小姐看起來與我年紀相仿，說「一見發財」應該都能理解是什麼意思。

林小姐唱作俱佳地詮釋著，無非就是期望她爸爸的妝能如同生前脂粉未施的模樣，最重要的是絕不能讓一見發財妝出現。這讓我腦袋裡有了林爸爸變成一見發財，從床上跳起來罵人的有趣畫面。

一見發財在林小姐生動豐富的肢體語言描繪下，變得有趣極了。我被她逗到咯咯笑起來，但她顯然絲毫不在意。

「我爸爸他不化妝的，妳說我爸爸臉上這個什麼斑來著？」

「屍斑。」我回。

「對！屍斑要蓋掉，但要蓋得很自然，自然到看起來像沒有化妝一樣，不要像一見發財臉紅紅的兩坨。」她又再次提醒我。

這是我第二次接觸到「一見發財妝」，距離上一次因為家屬要求而把奶奶變成一見發財，已經是一年前的事了，我也幾乎快忘了這個差點讓我名聲掃地的案件。但也由於那一位奶奶，讓我明白「淡妝」的認知是因人而異的。

大約在九〇年代末，台灣曾經流行香港的殭屍電影。電影裡的殭屍會在三更半夜出現，挺著身子雙手向前伸直，腳一蹬便往前跳過去，依照人的氣息來尋找活人，吸取人血。因此見到殭屍時要停止呼吸，才能躲過追緝。

殭屍臉上的妝也十分引人矚目，厚厚的白粉、圓圓的腮紅，配上厚重的黑

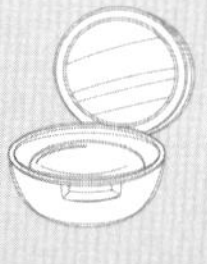

眼圈，又黑又紅的唇彩看起來挺嚇人的！「一見發財」說白一些就是殭屍妝。

不知道從何時開始，便常聽見殭屍臉上那詭異的妝容被說成「一見發財」，或許是出自片名，但實際典故已不可考。為避免這當中有認知上的誤解，我還是再次與林小姐確認。

「林小姐，妳說的一見發財是殭屍妝嗎？」

「賓果！妳說對了，就是像殭屍那樣的妝。」

「林小姐妳不用擔心，現在的妝都很自然，不會像一見發財那樣。」我安撫著她。

「是這樣嗎？」她撇了撇嘴。

「是啊！林爸爸的皮膚很好，臉上的屍斑我會盡量蓋得自然一點，但是無法做到像沒化妝那樣。還是等林爸爸做完 SPA 後我讓妳看看妝容，妳感覺一下，不喜歡我們就隨時改妝，這樣好不好？」我接著說。

「好吧！也只能這樣了，但絕對不能一見發財喔！」她又提醒我。

「好的，絕對不會。」我一再保證。

「對了！請問妳做幾年了啊？妳和禮儀師的工作一樣嗎？」

林小姐突然問起我從業幾年，不知道是對我的化妝技術存疑，還是基於對我們行業的好奇。但不管如何，確實有許多人把化妝師與禮儀師搞混，於是我藉機跟她說明。

「我已經做六年了，我跟禮儀師不一樣。禮儀師負責的是告別式的所有業務，而我是專門處理大體的。如果以一個工程來看，他是承包商，我則是廠商。他負責承包喪禮業務，然後根據家屬的需求下單給廠商。比如有的往生者只有化妝需求，那麼他就會下單給我的公司，公司與他確認後，根據他指定的日期、時間、地點，安排一位化妝師過去。像林爸爸是有做 SPA 的需求，那麼他同樣會下單給我的公司，然後公司就會派三位化妝師服務。」我仔細跟她解釋我與禮儀師之間的關係。

「原來如此！我還以為你們都互相支援。難怪禮儀師說他化妝不能看，要幫我找三位專業的化妝師來服務。」

「其實蠻多人有這樣的誤解，認為化妝師就是禮儀師，甚至還有人認為禮儀師也要誦經、主持會場、做法事。其實這些都有各自專職的人，我們的分工很細的。」我繼續補充。

「也是，不然禮儀師也太忙了吧！一下要化妝，一下要充當師父誦經，一下跑去當司儀，全都他一個人搞定就好了啊！哈哈……」她自個兒笑了起來，大概也在想像禮儀師東奔西跑，角色替換的忙碌畫面。

「化妝師，那我再問妳一個問題。禮儀師跟妳都有提到，幫我爸爸做 SPA 的化妝師一次就是三個，哈……不能選人數喔？因為我爸吃重鹹，如果能來六個、九個，他一定更開心。」她一說完我不禁噗哧一笑，只能忍住笑意跟她解釋原因。

「主要是因為我們的服務是移動式的，必須搬運 SPA 設備，光是 SPA 床就重達一百多公斤。不只設備，大體也要搬運到 SPA 床上，還有安全上的顧慮。

因此公司經過各方面評估後，覺得一、兩位化妝師太少了，三位共同作業比較合適，而六、九個恐怕又太多了，成本也會提高。」

「聽妳這麼說也是，人多好像太擁擠了。辛苦妳們了，要幫我爸爸做SPA，不過還好他瘦瘦的，應該不會造成妳們太大的困擾。化妝師，妳看起來很年輕耶！沒想到已經做六年了啊！妳都不會怕喔？」林小姐眼睛睜得大大的，表情有些浮誇地看著我問。

「不怕啊！只要心存善念就沒什麼好怕的，往生者又不會害人。」我說。

她先是笑了笑然後說：「難怪妳長得像觀世音菩薩。」我腦海裡瞬間浮現觀世音菩薩穿著白衣比OK的樣子。「長得像觀世音菩薩？這究竟是什麼意思呢？是想表達我看起來慈眉善目嗎？」我在心裡納悶著。

「觀世音菩薩？」我疑惑地問。

「對！像觀世音菩薩。」她又對著我笑。

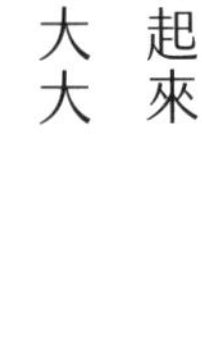

原來是你

我繼續與林小姐討論林爸爸的髮型，以及SPA流程該如何進行。對於她相當在意林爸爸的妝，多次提到「一見發財」則讓我感到有些好奇。她會如此焦慮是不是因為在她的生命軌跡裡，曾經有段相關的不好經歷，才使她不斷提醒我呢？

我忍不住試探性地問：「林小姐會有這樣的擔憂，是曾經聽人家說過，有往生者的妝像一見發財嗎？」顧慮到有忌諱或比較敏感的家屬，若問法太過直接，被誤解成是觸霉頭而惹家屬不悅可就不好了！因此旁敲側擊的問法是最不得罪人的方式。

「就我外婆啊！」她說。接著她開始比手畫腳，表情十足地說起這段遭遇。

「我小時候是外婆帶大的，我們的感情很好。就在一年多前我外婆往生了，結果葬儀社請來的化妝師把她弄得跟鬼一樣，就像一見發財。把我嚇得齁，不騙妳！我連續做了好幾天惡夢，夢見外婆變成殭屍回來找我。」

「葬儀社請來的化妝師？妳知道是哪一家葬儀社嗎？」我好奇是哪家公司出的紕漏。

「我外婆一樣是請禮儀師小志辦的啊！」她接著說。

按照林小姐的說法，若是請小志辦的，那麼在小志的公司與我們公司有簽約的情況下，幫林小姐外婆化妝的也必定會是我們化妝師其中一員。但就我對她們的了解，不會有人刻意這樣做的！

她繼續說：「我看到外婆的妝真的覺得太恐怖了，就跟我媽說外婆這樣好像殭屍，結果被我媽罵說不懂就不要亂說話，這樣的妝才漂亮。我想說算了，我媽、阿姨、舅舅都沒說話了，我只是一個孫女，沒資格說什麼。」

聽她說起這段經歷我依舊抱持著疑問，覺得不可思議，因為這絕不是我們

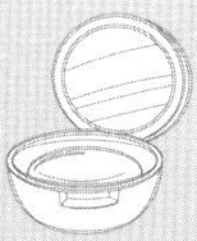

公司化妝師的風格。「所以外婆確定是小志辦的？」我又再次確認。

「是啊，我確定！而且我這次還特別交代小志，叫他找厲害一點的化妝師，就是怕我爸爸的妝又跟外婆一樣。」

我突然有一種不祥的預感，手心開始冒汗，心臟也撲通撲通跳得飛快。「請問林小姐的外婆住在哪裡？應該住不遠吧！不然這次怎麼還會找同一位禮儀師呢？」我緊張且迂迴地問。

「我外婆住桃園八德那邊。我想說小志禮儀師還不錯才打電話給他，他說台北他也能處理，所以我就找他了啊！」她回答。

接著她似笑非笑地說：「我真的對外婆的妝印象太深刻了，又不是拍殭屍片還是什麼鬼片！還有那個化妝師，想到就好笑，她很白痴耶！把轎車當機車，竟然還能開到我外婆家。路那麼小居然沒掉進田裡去，實在很厲害，我真是服了她。」

「果真是我沒錯，兇手就是我！世界上竟然會有這麼巧的事！真是冤家路窄啊。」我心想。

我只好對林小姐微微一笑，像個做錯事的孩子般，默默把頭低下來，感慨著地球是圓的這件事。原來她是檳榔哥的女兒！難怪我去冰櫃看遺體時，就覺得死者有點面熟，雖然皮膚很好但滿嘴檳榔漬。

我要不要承認兇手就是我呢？但若承認了，又該如何化解這份尷尬？之前的一見發財妝只能說是一個意外，並非出自我的本意。若這樣說她會相信嗎？接著我裝作若無其事，盡量克制自己激動的心情，不讓她發現異樣。

還好話多的她，說完外婆的一見發財妝後，又談起檳榔哥喜歡看美女的事，讓我霎時鬆了口氣。

「化妝師我跟妳說齁，我爸有個喜歡看美女的怪癖，而且看到美女說話會特別溫柔，不然他平常很嚴肅。他常常說自己這麼帥，怎麼會生出我這麼醜的女兒。」她自己說著又笑了起來。

聽到這，我竟然忍不住回想那天檳榔哥對我的態度是嚴肅還是溫柔。我的

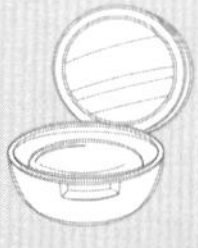

思緒被林小姐的笑聲拉回到一個相對平靜的狀態，緊張的心情也慢慢緩和下來。還好她沒認出我就是當初的化妝師，但我認出她爸爸就是那天的檳榔哥。

與林小姐交談的過程中，我能感覺到她對「死亡」是持理解且開放的態度，我想這跟家庭教育與本身的個性有關。如同她說：「我爸爸說人都會死，死沒什麼好怕的，跟吃飯一樣再正常不過。怕的是做鬼還死性不改，哈哈……比如他喜歡看美女這件事。」從這當中能看出她對檳榔哥的死抱持著樂觀的態度。

能遇上這一家人我感到十分幸運，因為絕大部分失去親人的家屬，情緒都相對悲慟，臉上的淚水也遠多過於笑容，笑得如此燦爛的更是少之又少。不過這何嘗不是件好事呢？能用正向的角度看待死亡，對許多人來說是根本無法做到的事。

「我跟妳說，我爸爸超級喜歡隋棠！他的房間不誇張，牆面、桌子、衣櫃……能貼的地方到處都是隋棠的照片！我原本想跟妳們商量看看……」她繼續笑，而且是用盡力氣的那一種笑。

「商量什麼呢？該不會要我們把 SPA 室貼滿隋棠的照片吧？」我不禁猜想著。

「我爸爸一直有個心願，他希望往生後服務他的一定要是女生，而且是長得像隋棠一樣漂亮的女生！還是妳們可以犧牲點戴隋棠面具嗎？這樣我爸爸一定會很開心。」

「隋棠？呵呵呵……戴面具？這大概是要一顆如椰子大小的石頭往我頭上砸下去，讓我腦袋不清楚才會答應的事！這哪招？所以連做 SPA 都要玩 Cosplay 嗎？」林小姐眼睛直盯著我瞧，似乎在等待我的答案。

這強人所難的問題該如何回答才恰當呢？思考片刻後，我跟她開起玩笑。

「長得像隋棠的漂亮女生，殯葬業很少……」我呵呵笑著並接著説，「日也操，夜也操，長得像鬼的倒是一堆。」

約莫十秒的時間，鴉雀無聲的空間彷彿結凍了。林小姐臉上若有所思的表情告訴我，她的腦袋和我一樣努力地轉動，思考要如何接招。

「哈哈……也是齁，怎麼可能到處都有長得像隋棠的女生。叫妳們戴面具也很奇怪，哈哈。」她自己打起圓場。

而這個奇怪的提議，讓我忍不住幻想帶上隋棠面具幫檳榔哥洗澡的畫面。

呃……這畫面……說不上來的詭異，林小姐也太有創意了吧！

腦力激盪

在我們幫檳榔哥做 SPA 的過程，林小姐異常安靜。她靜靜坐在一旁，雙手合十，眼神平靜地看著檳榔哥做 SPA。這專心的樣子和前天與我討論的聒噪模樣有著天南地北的差別，除了一開始……

「爸爸！我有照你的吩咐，請了三位漂亮的女生來幫你洗澡做 SPA 喔！一個長得像觀世音菩薩，一個像……」說到這，林小姐轉頭看向阿羚，一會眼神又飄向阿英。

「呃……一個像你的初戀女友，一個像媽祖。都是你喜歡的型喔！所以你安心洗澡，好好享受。」她蹲在檳榔哥身旁說。

阿羚和阿英同時睜大眼睛朝我看，彷彿在問：「誰是觀世音菩薩？誰是初戀女友？誰又是媽祖？」我忍住笑意地聳了聳肩。

在 SPA 圓滿結束後，我們準備幫檳榔哥化妝。這時林小姐神神祕祕地把我拉到 SPA 室外面，深怕我的兩位夥伴聽見什麼似的。此時她簡直就像記者的化身，用條列式問法好奇地問了幾個我幾乎沒想過，也不知道該如何回答才恰當的問題。

「我爸爸會回來託夢給我嗎？」

「妳有遇到做 SPA 做到一半復活的嗎？」

「妳見過鬼嗎？」

「我爸爸頭七真的會回來嗎？」

「妳們幫他用精油按摩，但火化後剩下骨頭，那骨頭還會香香的嗎？」

她一次把所有問題一股腦兒問完，眼神就像是在沙漠中的旅人渴望遇見綠洲般。

這該如何回答比較好呢？思考後我決定用無傷大雅的方式回覆她。

「我爸爸會回來託夢給我嗎？」

我：「這個我也不知道，但如果他有回來託夢給妳，要記得跟我説喔！因為我也很好奇。」

林小姐：「……」

「妳有遇到做 SPA 做到一半復活的嗎？」

我：「目前沒有，不過等我哪一天突然不做了，應該就是遇到做 SPA 復活的人。」

林小姐：「呵呵……」

「妳見過鬼嗎？」

我：「有，我每次照鏡子時都會看見一個女鬼。」

林小姐：「哈哈……妳好幽默。」她笑到彎下腰。

「我爸爸頭七真的會回來嗎？」

我：「我不知道耶，但是……如果他回來了妳該怎麼辦？」

林小姐：「呃……我……對齁，他回來我該怎麼辦？」她喃喃自語。

「妳們幫他用精油按摩，但火化後剩下骨頭，那骨頭還會香香的嗎？」

我：「呵呵……這我倒是沒聞過。不過照理來說，經過火燒以後精油就揮發了，不會殘留在骨頭上，不然我下次聞聞看再跟妳說。」

林小姐雙手左右來回揮動地說：「不用！不用！不用聞，呵呵……」

我心想難不成她剛剛坐在那不說話就是在想這些事？我不知道自己的回答她是否滿意，但可以確定的是，她對於檳榔哥的妝極為滿意，因為最後她甚至把我的技術跟當初她外婆的化妝師相比。我只能尷尬地苦笑著，在心裡暗自告訴她：「妳口裡那位技術不好又白痴的化妝師，現在就站在妳面前啊！」

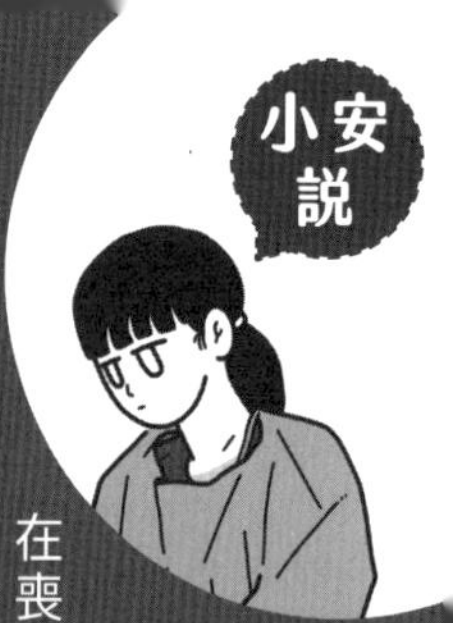

大體化妝也隨著時代在進步

在喪禮上，很少能遇見像檳榔哥、林小姐這麼開朗的家屬。我特別喜歡與這樣的家屬相處，因爲在他們身上，我能學習到對生命不同的態度。他們並非不難過，只是更懂得在悲傷裡尋求生命的意義，眞正實踐「生死兩安」。這在我眼裡是一種理解生命的智慧，也是到目前爲止，我一直在學習且最脆弱的一面。

至於家屬在意的「妝容」方面，這要追溯到台灣早期的習俗。以前喪禮普遍由一人葬儀社負責居多，從洽談喪禮的細枝末節到後續繁重的禮俗流程，甚至是告別式會場布置，以及幫往生者沐浴化妝等等，全仰賴一人葬儀社一條龍的服務。以現今角度來看，眞的是全能禮儀師一個人包辦喪禮大小事了！因此能想像過去一場喪禮辦下來，家屬自然無法得到全面且完善的服務。

而往生者的妝也因爲一人身兼多職，往往只是把所有化妝品胡亂塗抹在臉上，上了顏色就算交差了事，全然沒有美感可言，因此把往生者變得如殭屍般嚇人在早期是常有的事。

奶奶的大女兒所言：「死人就該有死人的樣子。」我也並非第一次聽到。這審美典故究竟從何而來恐怕已無從考究，也許在他們眼裡，殭屍般的妝容才符合往生者的形象。

不過早期喪禮的重點似乎也不在往生者臉上，而是外表形式的展現。像是告別式

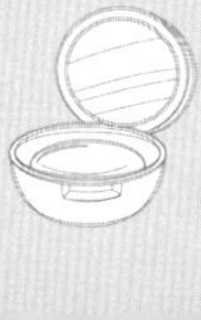

排場的隆重程度，例如熱鬧的鑼鼓陣、電子花車、五子哭墓、孝女白琴……在我小時候若家裡附近有人辦喪事，便常見到穿著素紗的女子在地上爬行，手裡拿著麥克風邊哭喊邊唱悲悽歌曲的場景，以及鑼鼓陣經過之處發出的鏘咚鏘咚聲響。

因此可以了解當時有形的儀式更重於往生者臉上的妝容，就算部分家屬對妝有異議，也會如同故事裡的林小姐一樣，基於某種原因被強迫接受或不敢有意見。

然而隨著時代改變，較具規模的禮儀公司紛紛成立，取代原來葬儀社一條龍的服務，轉由各專職人員來處理。如大體化妝就由專業化妝師負責，以確保家屬、往生者都能獲得妥善的照顧，「視死如視生」的觀念也在喪禮上成為主流觀點。因此人們漸漸開始關注往生者臉上的色彩，對於妝容也有了和過去不同的審美標準，開始要求往生者的妝要仿照生前，像是睡著一般。

直至今日殭屍般濃艷的妝已漸漸不復存在，取而代之的是自然妝容。但仍有不少人對於往生者的妝存在著刻板印象，並為此感到不安，我遇見的不在少數，林小姐也非頭一個。

有趣的是這股自然彩妝風潮，同樣也出現在童男童女身上。過去靈桌兩旁會擺上一男一女的小布偶，它們臉色蒼白，臉頰被塗上兩坨圓圓的腮紅，模樣跟殭屍妝有異曲同工之妙。但近年來卻意外發現連童男童女也跟上潮流，開始崇尚自然妝容了！它們臉上的妝不再是以往的濃烈色彩，自然氣色讓它們看起來更加平易近人。連童男童女都如此，那麼往生者的妝自然更是不遑多讓了。

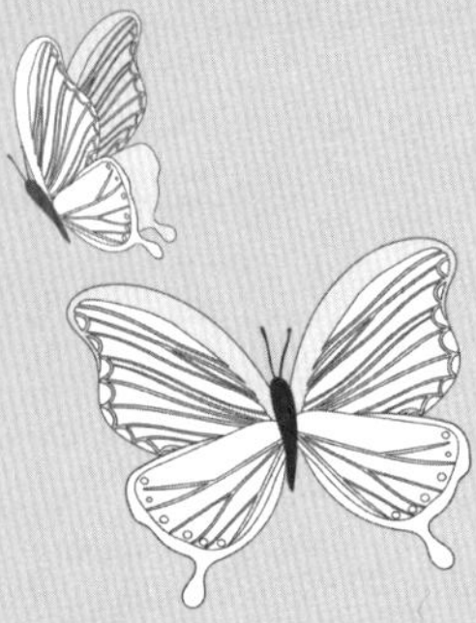

第四章

捉蝶特攻隊

昆蟲和我們一樣都是生活在地球的生命體，不論是在樹上、草地、學校、賣場、家裡……任何地方見到牠們的蹤跡都不足為奇，是再自然不過的事。但倘若出現在告別式、靈堂、喪宅，甚至出現在往生者沐浴淨身的SPA室裡，那麼昆蟲被賦予的意義將變得神聖無比。這可以說是傳統民俗觀點與現代觀念交流所擦撞出的美妙音符，為喪親者帶來些許暖意。這美好的插曲也可以解讀成在傳統民俗觀點下，昆蟲也能帶來救贖。

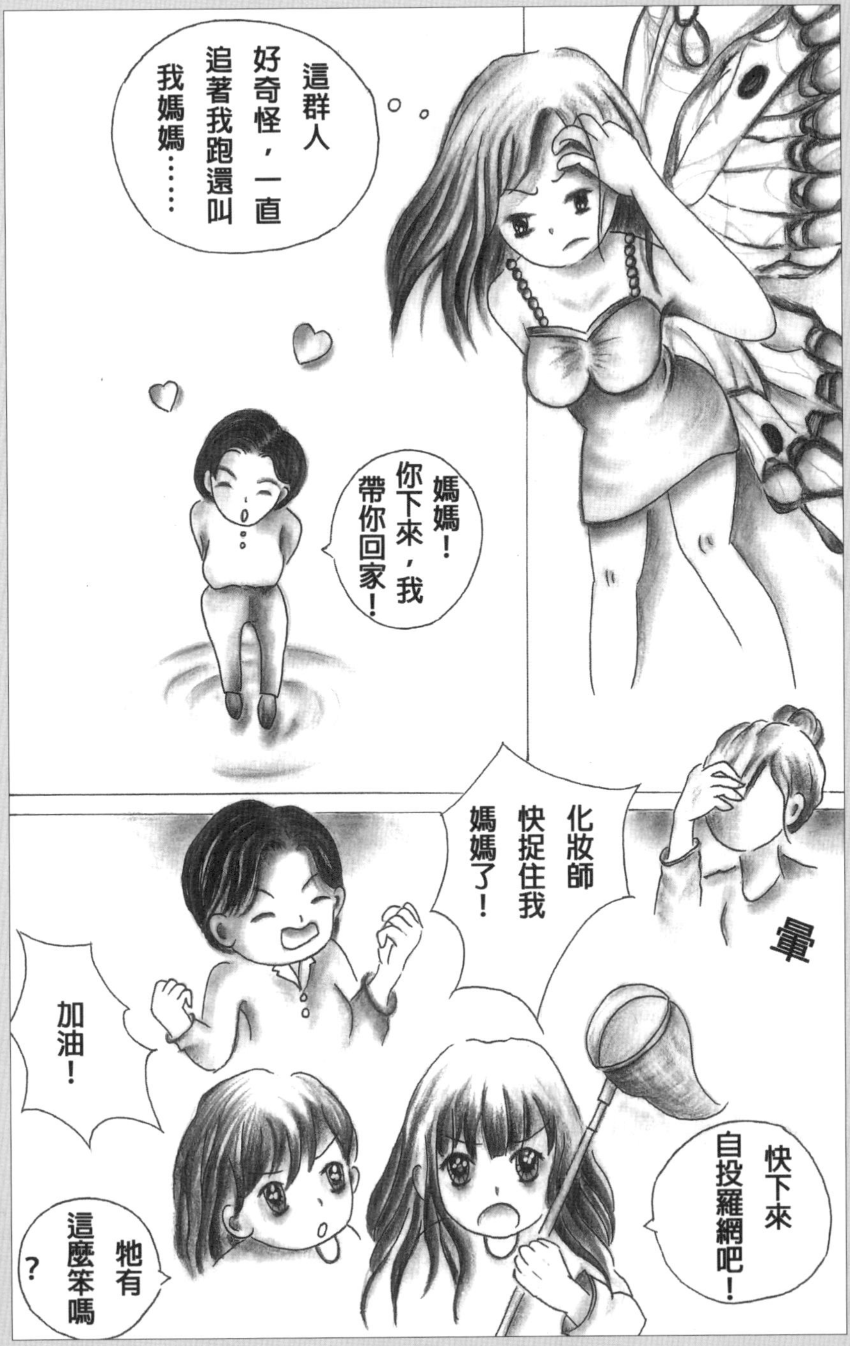
這群人好奇怪，一直追著我跑還叫我媽媽……
媽媽！你下來，我帶你回家！
暈
化妝師快捉住我媽媽了！
加油！
快下來自投羅網吧！
牠有這麼笨嗎？

蝴蝶飛啊

牆上的指針指向三點二十分，我和阿英、恬兒正在SPA室裡服務一位長期臥病在床的七十三歲往生者——陳媽媽。此刻她正舒服地躺在SPA床上，床的四角分別掛上一條牢固的網袋，看上去就像繫在兩樹間的吊床般慵懶。陳媽媽雙眼緊閉，嘴角微微上揚，彷彿還活著一樣。

離SPA床三米左右的距離，是個簡易的家屬休息區，擺放著兩張椅子、一個沙發與一張小桌子。家屬陳小姐與她的弟弟陳先生正坐在位子上，屏氣凝神地看著陳媽媽做SPA。

「陳媽媽的狀況看起來相當好！」阿英一邊用慕斯清洗陳媽媽失去彈性的兩頰，一邊對家屬說。

陳小姐長滿雀斑的臉上，露出目前為止第一個笑臉，「是啊！我們請的看護真的把我媽媽照顧得非常好。」她說。

「請看護真的也要碰運氣！」恬兒回答。

陳小姐輕輕點頭微笑後便不再說話。雖然與家屬待在同一個空間裡各做各的事，但並不會感到不自在。我們專心於陳媽媽的 SPA 服務，陳小姐與陳先生則專心陪伴在一旁。不需要擠破腦袋找話題聊，即使沉默好一陣子，也不至於讓彼此感到尷尬。

「我媽媽看起來很享受耶！」陳小姐好奇地從位子上起身走到我們身邊。她溫柔的微笑像森林裡的陽光般溫暖，通紅的雙眼悄悄落下了無聲的眼淚。

「媽媽在微笑耶，這是她第一次做 SPA 呢！」陳小姐接著說，邊說邊用手帕擦拭眼角的淚水，接著又露出笑容。

阿英雙眼瞇成彎彎的兩條曲線，像月亮似的，「以往陳媽媽沒有去美容院做臉、按摩的經驗啊？」她親切地問陳小姐。

「老一輩的人很節儉，怎麼可能像我們現在的人一樣，這種錢她自然捨不得花。她不懂得對自己好，那就只能由我們來對她好了，所以在她離開後，我們決定讓她體驗看看什麼是 SPA！」陳小姐蹲在阿英身邊說。

陳小姐隨即又轉過頭看著自己的母親說：「對不對！媽媽，妳從來沒做過 SPA，我跟老弟現在請三位化妝師來幫妳做 SPA 喔！妳要放輕鬆好好享受，我們都會在旁邊陪妳，不要緊張齁！三位化妝師很專業很溫柔，會幫妳洗個乾淨舒服的澡，把妳打扮得漂漂亮亮的。」陳小姐用溫柔的口吻說著，像在安撫受到驚嚇的小動物。

聽見陳小姐這一番話，我想到了自己的母親，頓時一股暖流悄然在心裡滑過。和陳媽媽一樣，我的母親也是個捨不得對自己好，對孩子卻總是無私奉獻的人。

「我媽媽比較有福氣，我爸爸二十年前死的時候還沒有 SPA。SPA 是近幾年才有的吧？」陳小姐問。

「是啊！算一算我們公司是二〇〇六年成立SPA的，已經八年了。」阿英回答。

「所以我才說我爸爸沒福氣啊！沒辦法像我媽媽現在這樣，洗得這麼乾淨又舒服。現在的人比較注重服務，以前哪有這些。」陳小姐感慨地說。

「我看我媽媽這樣真的覺得好安慰，有這種服務真好！妳們跟日本那部電影《送行者》一樣，動作都輕輕柔柔的，看了好療癒。」她接著說。

我邊幫陳媽媽清洗身體，邊跟陳小姐簡述SPA引進台灣的歷史，「其實SPA服務是從日本引進的，只是進來台灣後，加以改良成符合我們這邊的禮俗。這在日本已經有三、四十年的歷史了，台灣則大約十年左右。」

陳小姐張大雙眼看著我說：「原來SPA是從日本引進的啊！今天見識到了，要不是禮儀師推薦，我們還真不知道有這樣的服務。所以妳們算是一間專門做SPA的公司嗎？除了妳們還有其他人在做嗎？」

「是的，我們是一家專門做SPA的公司。國內目前有幾家SPA公司，只是方法不太一樣，但差異不大。最大的差別是目前只有我們是由三位化妝師跪著服務，其他公司則是由兩位化妝師站著服務。」恬兒迅速地回答。

「那妳們的默契要很好耶！是因為學習日本禮俗所以才跪著嗎？」陳小姐好奇地問。

「是啊！我們平時都有 SOP 流程訓練，也培養彼此間的默契。目前只有跪著這部分還保留日本的精神，做法上還是有改良。」我微笑地說。

「不容易耶！妳們真的是在做功德，謝謝妳們。不然我媽媽躺在醫院的這段期間都沒辦法好好洗個澡，還好有妳們，真的很謝謝妳們。」陳小姐說完後轉過頭用溫柔的目光，注視著自己的母親。「媽媽妳聽見了嗎？這是日本引進來的 SPA 喔！要謝謝三位化妝師，幫妳服務的這麼周到，妳真的很有福氣喔！」她的眼眶又泛起淚水。

「我媽媽真的很辛苦，一生省吃儉用，什麼好吃、好用的通通都留給小孩，就是忘了對自己好。」一直在旁邊默默不語的陳先生這時開口了，聽得出來他相當心疼自己的母親。

「父母都是這樣的，什麼都會先想到孩子。」我說，此刻腦海裡又浮現我母親的臉。

接著陳先生開始哭泣，他走到桌子旁，拿起面紙擦拭臉上的淚水，然後緩緩坐在沙發上擤鼻涕。陳小姐則靜靜待在原地，用手抹去眼淚，能隱約聽到她的啜泣聲。

就在此時，一隻白色翅膀上鑲著兩顆黑眼珠的蝴蝶飛到我們眼前，牠的出現立刻引起騷動。

「怎麼會有蝴蝶？什麼時候飛進來的呢？」陳小姐邊說邊迅速地抹去眼淚，臉上露出在荒島上發現寶藏的笑容，眼神也跟隨飛舞的蝴蝶移動，透露出異常的興奮感，與剛剛哀傷的模樣截然不同。

「對啊！到底是什麼時候飛進來的呢？剛剛完全沒看到，這密閉空間怎麼會有蝴蝶呢？」陳先生困惑地問。

陳小姐若有所思地歪了歪頭，「我知道了！」她自信地望著坐在沙發上的陳先生說，一會又立刻假裝沒事，站在我們身旁看著陳媽媽做 SPA。

陳先生一臉莫名其妙，站起來走到陳小姐身邊，並拍了一下她的手肘，似乎想問個清楚。他正要開口時，陳小姐對他比一個「噓」的手勢，接著說：「等會再說吧！」於是陳先生自討沒趣地往後方的沙發走去。

對於陳小姐的舉動，我會心一笑，大概明白她在想什麼。

這才不到一會的功夫，陳小姐似乎按捺不住，她不停望著舞動的蝴蝶，終於開口問：「化妝師，妳們知道這蝴蝶從哪來的嗎？」正忙著幫陳媽媽洗頭髮的阿英回答：「不清楚，沒注意呢！」

「妳們常遇到這種狀況嗎？我的意思是有遇過蝴蝶或是什麼昆蟲飛進來嗎？」她問。

「不常耶！」我回答。

陳小姐笑得更開了，她轉頭看了坐在沙發上的陳先生一眼，陳先生則依然一臉困惑的模樣。

「妳們聽過往生者離開之後，會變成昆蟲回來看家人嗎？」陳小姐問，用那如小白兔般的紅眼睛盯著我們看。

「陳小姐說的是人往生後七天，會幻化成昆蟲回家這件事嗎？」我問。

「是啊！我說的就是這個。」她猛然點頭，把目光朝向我說。

「有聽說過。」恬兒說。

「那妳們聽過會變成什麼昆蟲嗎？」她這會又像個好奇的學生，追著老師問答案似的。

「嗯……」恬兒歪著頭，看上去像是還在思考要如何回答。

從陳小姐的反應來看，八九不離十，應該是認為眼前這隻蝴蝶是陳媽媽幻化成的吧！因此希望從我們口裡說出佐證她想法的話。不過她會這麼想我並不意外，因為許多家屬跟陳小姐一樣，當昆蟲出現在 SPA 室時，都會異常興奮，我已遇過不下數次，就連遇到「蟑螂」這種噁心的生物也不例外……

蟑螂逃啊

我想起一年前在相同的地點……

「有蟑螂！」一隻長約五公分的大蟑螂突然出現在 SPA 室裡，牠趁著我們在幫王爸爸做 SPA 時，不知道從何處爬了進來。小短率先看到，她對著我擠眉弄眼不停地使眼色，此時蟑螂已經迅速從地上爬到阿羚背後的牆面。

我們還來不及提醒阿羚，怕蟑螂的她已經從我們移動的眼神裡發現蟑螂的蹤跡，看見牠快速在牆面上移動，又轉而朝自己腳邊衝過來。她顧不得還在幫王爸爸服務，大聲「啊」地尖叫並喊著：「有蟑螂！」整個人幾乎是從跪墊上跳起來。阿羚突如其來的舉動驚動到蟑螂，牠受到極大的驚嚇，逃命似地拍動那褐色的翅膀，朝我的方向飛來。這會兒換我淡定不起來，和阿羚一樣大叫並從跪墊上跳起來。小短則一動也不動，雙腳還黏在跪墊上，估計是嚇傻了吧！

一旁見義勇為的家屬王大哥，在我們嚇到花容失色時，從椅子上彈了起來。他的姿勢如同飛人麥可・喬丹在半空中攔截籃球般，「啪！」用迅雷不及掩耳的速度一把抓住飛在半空中的蟑螂。見他徒手抓蟑螂，我打從心底佩服。他用英雄般的姿態，露齒而笑對我跟阿羚說：「不用擔心，我抓到了，妳們繼續幫我爸洗澡吧。」

由於我們的舉止很失禮，因此我們急忙跟現場的家屬點頭致歉，「各位家人非常抱歉，我們很怕蟑螂，所以……」阿羚說。

「這沒什麼，沒事！沒事！」王大哥直爽簡潔地回答。

我與阿羚尷尬地笑，分別對王大哥點點頭說：「謝謝大哥。」

還好家屬沒怪罪，否則不知道會是什麼下場，想到這我便呼出一口安心的氣。接著我們左看右看，確認沒有其他蟑螂後，才又跪下去繼續幫王爸爸做SPA。

王大哥如此帥氣的舉動，簡直成了我們的救世主，他的背後閃爍著佛祖降臨的光芒。接著他抽了張桌上的衛生紙，準備把手裡的蟑螂捏得粉身碎骨。就在此時，一旁的其他家人幾乎同時大喊：「等一下！」

「你瘋了嗎？趕快把爸爸放掉，快放爸爸走啊！」王大姐朝著王大哥說。

我們三人不約而同地望向家屬，接著彼此睜大眼對看，「蟑螂是爸爸？爸爸是蟑螂？」我在心裡嘀咕，想著王爸爸再怎麼樣也不會幻化成蟑螂吧！

「怎麼可能！說什麼！老爸怎麼可能是蟑螂。」王大哥說完後，不理會姐姐和其他家人的勸說，帥氣的單手使勁一握，「噗啾」一聲，輕輕鬆鬆就將蟑螂送上西天，也沒有幫牠舉行什麼儀式，便一把扔進垃圾桶裡。

我能想像衛生紙裡蟑螂支離破碎的屍體，攪著從體內瞬間炸開的白色膏狀汁液，死狀淒慘的模樣。

旁邊家屬驚訝地尖叫，張大嘴如同集體看牙醫。王大姐朝王大哥的手臂不客氣地打過去，發出「啪」的響亮聲音。她的表情難看至極，猶如災難降臨，口裡說著：「你夭壽，失德喔！竟然把爸爸殺死，你知不知道這樣不只犯了殺生罪，還犯了大逆不孝之罪。」

她說完立刻閉上雙眼並將雙手合十，口裡喃喃自語地唸著：「阿彌陀佛！阿彌陀佛！阿彌陀佛！」而其他家人的表情同樣很難看，也跟著王大姐雙手合十唸起佛號，還不忘朝王大哥瞪了一眼。

只有王大哥依然一副事不關己的模樣，他撇著嘴冷笑說：「迷信啦！笑死人，蟑螂會是老爸，妳認蟑螂為父喔！」

我想到這段往事，那麼陳小姐認為蝴蝶是她母親也就不足為奇了。但令我困惑的是，通常往生者做 SPA 是在告別式的前一天，一般來說早已逝世超過七天，那麼「頭七這天往生者會幻化成昆蟲回家」的觀點恐怕就說不通了。

既然如此家屬又是基於什麼理由，認為出現在 SPA 室裡的昆蟲，是他們死去的親人呢？是辦喪事期間出現的昆蟲都算嗎？還是有什麼認定標準呢？

媽媽回來了

「我聽過蛾、金龜子、蝴蝶、蟬，還有蛇。」我跟陳小姐說。並故意略過蟑螂那一段，總覺得說出來不太恰當。

「那有分等級嗎？我的意思是有沒有聽說修行比較夠的人，會變成比較高級的昆蟲回來呢？」陳小姐問，眼裡閃爍著某種期待的光芒。

我皺起眉頭回答：「這倒真的沒有。」什麼是高級的昆蟲呢？莫非她希望從我口裡說出：「陳小姐，是的，蝴蝶是高級昆蟲喔！」

「這樣啊！」她失望地垂下眼眸。

「我覺得那隻蝴蝶一定是我媽。」陳小姐非常肯定地對我們說。

陳先生似乎聽出所以然來，他歪著頭帶著疑惑的表情，從沙發上起來往我們的方向走過來，他問陳小姐：「姐，妳的意思是……這隻蝴蝶是媽媽？」

「是啊！媽媽變成蝴蝶回來看我們。」

「有這種事？妳怎麼確定蝴蝶是媽媽變的？」

「這還用說嗎！你看這個密閉空間突然出現一隻蝴蝶，不覺得很奇怪嗎？而且還一直在我們周圍飛來飛去，想也知道一定是媽媽啊！肯定是她放不下我們，所以才變成蝴蝶回來看我們。」

聽到陳小姐這麼說時，我想的則是另一種可能。也許這隻蝴蝶是在SPA室開門時不小心誤闖進來，停在某處休息，現在只不過是休息夠了才出來透透氣，然後就被誤以為是還魂的陳媽媽。

陳先生搔了搔稀疏的頭髮說：「這……」原本就充滿疑惑的他，現在的表情更加複雜，像是被揉成團等待發酵的麵粉，口裡還喃喃自語：「蝴蝶是媽媽？我要叫蝴蝶……媽媽？」

「好啦！不要再想了，總之聽我的準沒錯。」陳小姐說。

在我們準備開始幫陳媽媽做身體按摩時，陳小姐又默默地蹲在我們身邊，如同一開始那樣看著陳媽媽做SPA，不久後她開口了：「化妝師，我想我媽媽一定很想回家，我們可以帶她回去嗎？也可以順便讓其他家人看看。」

「呃……」阿英露出為難的表情，勉強擠出一句：「可以呀！」

「那太棒了！可否麻煩妳們幫我捉蝴蝶呢？」陳小姐提出非常有創意的要求，我則驚訝的與阿英、恬兒對看一眼。

「呃……我們捉嗎？」阿英瞪大眼睛看著陳小姐。

「對啊！麻煩妳們了。」

恬兒邊按摩陳媽媽的手臂邊說：「可是我們還在幫陳媽媽按摩，還是我們按摩完再捉好嗎？」

「那麻煩妳們按快點，萬一我媽媽飛走了怎麼辦？」陳小姐焦急地說。

若如陳小姐所言蝴蝶是陳媽媽，那麼在心繫孩子的情況下，應該不會這麼快飛走。況且我們在密閉空間裡，沒開門牠要飛往何處呢？難不成會憑空消失？若真如此，我倒想見識見識。

「好的！」恬兒一臉淡定地回。我心想還好是蝴蝶，如果是上次的蟑螂爸爸那我們該怎麼辦？

平常約莫二十分鐘的精油按摩，現在五分鐘就結束了，可想而知我們的速度有多快。簡直不能說是在幫陳媽媽按摩，倒比較像是精油不小心打翻在陳媽媽身上，而我們急著收拾殘局，因此在她身上胡亂擦拭一通。

我們站起身來，換上乾淨的手套後，專心聽從陳小姐的指揮，在SPA室裡開始「捉蝴蝶行動」，捉一隻翅膀上鑲著兩顆黑眼珠的白色蝴蝶。

蝴蝶的挑釁

「化妝師在那裡，在那裡！」

放著往生者不管的我們追逐著一隻蝴蝶，如此舉動讓我覺得有些荒唐，行為看上去還蠢得可憐。也許是我打從心底不相信蝴蝶是陳媽媽，才會有這樣的感覺。

我們的動作生疏且不自然，三個人如同在做集體復健，臉上的微笑也如冰棒般僵硬。但畢竟這是家屬的請求，我們也找不到適當的理由拒絕，只好順著他們。

上一次捉蝴蝶是我國小的時候了，印象中上高中以後就不曾捉過了。具體是什麼原因我也不記得了，也許是覺得不那麼有趣了吧！過去在草地上捉蝴蝶的快樂場景已不復存在，只剩下童年的美好回憶。如今這樣的畫面移到往生室，卻成了一場滑稽秀，若淪為新聞報導不知道又會是怎樣有趣的情景呢？

晚間新聞：

接下來我們要為您報導這則有趣的事件。三位大體化妝師正追著一隻蝴蝶跑，這個畫面竟然出現在往生室。沒錯！您沒聽錯。究竟這三位大體化妝師為何要在往生室裡追著蝴蝶呢？

台灣民俗有此一說，頭七這一天往生者會幻化成昆蟲回來看家人。而三位化妝師為了讓家屬口中的「蝴蝶媽媽」返家團圓，因此在往生室裡展開追逐戰。祝福她們能順利完成捉蝶任務，讓蝴蝶媽媽盡快回家。

記者○○○　往生室揪甘心報導

感受到自己苦中作樂的心情，我仰頭微笑，仔細觀察蝴蝶翅膀上靈動的眼睛，簡直就像一台監視器窺視著我們的一舉一動，而且總能巧妙在我們靠近牠時躲開追緝。

我們像布偶般被牠隨意玩弄，在我們絞盡腦汁想著如何抓到牠時，牠彷彿長了和人一樣的腦袋，與我們玩起「你跑我追」的遊戲。只見牠身手矯捷，一會停在天花板，一會又在門框上，把我們搞得滿頭大汗，氣喘吁吁。

在沒有網子可撈，也沒有工具可用的情況下，要徒手捉住活生生的蝴蝶可得碰運氣啊！

在我們精疲力竭時，蝴蝶極具挑釁意味地停在恬兒的肩上與背上，將她全身巡禮了一番，最後落腳在頭頂上。恬兒尷尬的笑容裡帶著苦澀，因為就在剛剛，這隻蝴蝶才停在陳媽媽用過的牙刷，還有垃圾桶裡遺留的糞便與穢物上。

我心想若不是家屬在旁邊，此時恬兒肯定「啊」地尖叫，然後拿酒精噴灑全身。但礙於家屬在一旁，敬業的她只能勉強擠出笑容說：「呵呵……蝴蝶在我的頭上。」見此狀的阿英咯咯笑出聲，五官全擠在一起，而我也沒能忍住笑意，恬兒的表情則更加難看了。

「別動！」陳小姐示意恬兒不要動，並轉頭看向我跟阿英說：「化妝師，快！快！快！」

我和阿英點點頭，立刻往恬兒的方向衝。恬兒在我們朝她飛奔過去的瞬間，靜止不動並緊閉雙眼，把臉擠成一團。我一方面覺得好笑，一方面又同情恬兒頭上有屎的窘境。

只能說現在的化妝師真不好當，不只要幫大體做 SPA、化妝，還得精通十八般武藝，不知道下次會不會要舞龍舞獅、跳火圈之類的才藝表演。

可是當我們一靠近，蝴蝶便雙翅一揮，往天花板的方向飛去，離開了恬兒的頭上，她也露出鬆了一口氣的表情。

「化妝師在那裡，在那裡！」陳小姐又繼續指揮著。

「化妝師小心一點哦！不要把我媽媽弄死了。」陳小姐邊指揮還不忘提醒我們。

我們拖著疲憊的身體聽從指令，接著又是一陣手忙腳亂。捉蝴蝶還真是件苦差事！才過十分鐘左右，明明是涼爽的秋季，我們卻如同在炎熱夏天裡幹活的農婦，汗水浸濕了衣裳，臉也像是被火烤的五花肉般通紅。

斗大的汗珠從阿英臉上滑下來，她不時推一推起霧的眼鏡，然後繼續努力捉蝴蝶。我索性偷懶站在原地喘息，恬兒則一會往上跳，一會左右跳，還不時跟隨蝴蝶飛舞的方向搖頭晃腦，如同在跳傳統民俗舞蹈。

此時阿英「啪」的一聲拱起兩手手掌，蝴蝶就這樣被她收服在掌心裡。阿英小心翼翼地留點縫，深怕一不注意就把手裡的陳媽媽夾扁了。幾乎在同一時間，陳小姐大聲歡呼並開心地說：「捉到了！捉到了！」我也跟著在心裡喊：「阿英真有妳的！」

陳小姐從阿英手裡的縫隙看著蝴蝶說：「哇，好棒！化妝師妳好厲害，捉到我媽媽了。」但隨後又臉一沉，「可是我該怎麼把媽媽帶回家呢？」

阿英眉頭一皺，「還是我們去找個袋子把牠裝在裡面，袋子上再戳幾個洞，這樣陳媽媽才有空氣，就不會悶死了。」她說。

「還是妳想得周到。」陳小姐說。

「我去找袋子。」恬兒說完便一溜煙往外頭走去。

恬兒把袋子拿回來後，與阿英小心地把蝴蝶放到裡面，並拿起剪刀在袋子上戳了幾個小洞才交給陳小姐。

阿英似乎擔心起蝴蝶的命運，不忘交代陳小姐說：「妳回家記得把袋子打開，讓蝴蝶自由自在地飛。不能一直把牠放在裡面，不然牠會死掉喔！」

「那是一定的。」陳小姐滿足地盯著袋子裡的蝴蝶看。

完成艱難的捉蝶任務後，我們幫陳媽媽穿好衣服、吹頭髮與化妝，而家屬在臨走前不斷對我們點頭道謝，「謝謝化妝師！謝謝化妝師！」

陳小姐也不停對袋子裡的蝴蝶說：「媽媽我們要回家了噢！現在帶妳回家！」臉上是真誠且幸福的笑容。

看著他們開心離去的背影，阿英擦拭著汗水說：「這家人是怎麼了？有事嗎！蝴蝶是媽媽？」她一臉狐疑。「不過沒想到捉蝴蝶這麼累啊！我流了滿身汗。」她接著說。

恬兒則一臉疲憊，「不過我們也算做好事吧，家屬開心就好。」她說。

「是啊，就當做好事，還真有趣。」我說。

「啊！」恬兒突然想到什麼似的大聲尖叫，並衝去拿酒精往自己身上亂噴一通。

畫面最後停留在我們開懷大笑的那一刻。

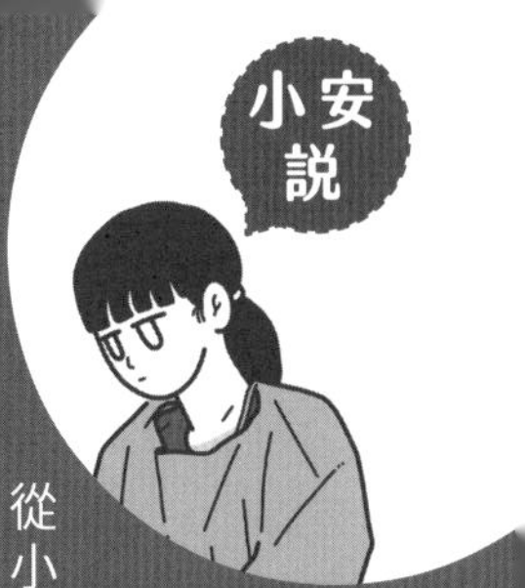

尊重每一個生命

從小到大幾乎都會聽見老一輩的人說，在頭七又稱「回魂夜」的這天夜晚，往生者的靈魂會幻化成昆蟲或小動物回家，就連電視、電影也都是照著這樣的脈絡走。坊間有此一說，如果往生者以生前的樣貌回來會嚇到家人，因此才會幻化成昆蟲或動物。姑且不論它的眞實性，這歷久不衰的說法也陪我們度過了好幾個世代。

不過與其相信往生者會幻化成昆蟲，我倒更相信古人的智慧。古時候大部分的人都居住在鄉下，一旦有人往生，便會停柩在自己家裡。一到夜晚一點燈，具有向光性的昆蟲就會往家裡飛奔。而古時候的人認爲家裡辦喪事時應避免殺生，要多積陰德，然而過程中無法避免以訛傳訛的差錯，才有了往生者在頭七會幻化成昆蟲回來，不能將其殺死的說法。

而這件事也無從考究，畢竟沒有科學根據，也沒有往生者復活的證明，自然就沒有標準答案。也許在心理層面上能解讀成療癒家屬的一種說法，不外乎是希望活著的人能得到撫慰，而昆蟲扮演的重要角色發揮了安撫作用。那麼就算是煞有其事的民俗觀點，似乎也都能被理解了。

經過幾次類似事件的發生，我感受到往生者幻化成昆蟲之說，蘊藏著尊重生命的眞理。即使只是一隻小小的昆蟲，也不能隨意剝奪牠們的性命，給予每一條生命最大的尊重，就是對生命最好的體悟。

第五章

保護色

每位喪親者在面對悲傷時都有自己獨特的感受，我們也許能理解，但很難真正感同身受。無法體會他們的痛有多痛，苦有多苦，習以為常的認為時間就是最好的解藥，能淡化傷痛。因此我們把他們交給了時間，讓他們獨自承受。然而卻忽略悲傷往往像一隻狡猾的狐狸，狠狠地啃食著他們脆弱的靈魂，甚至當一絲希望找上門時，還會百般阻撓，使人一瞬間沉淪到無底的深淵。而等我們發現時，一切都為時已晚了……

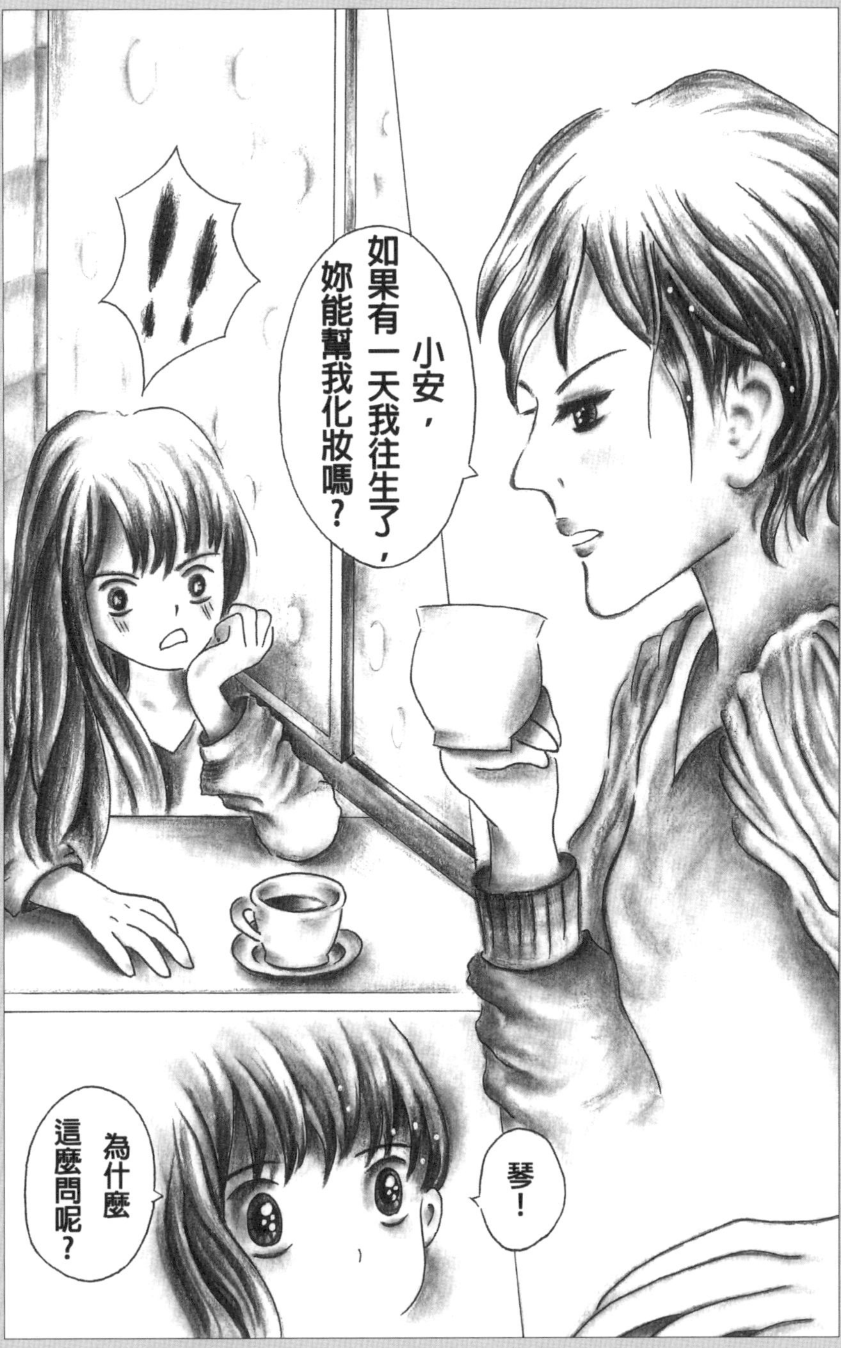

！！
小安，如果有一天我往生了，妳能幫我化妝嗎？
琴！
為什麼這麼問呢？

過不了的關卡

透過 SPA 室的門縫望出去，三位穿著背心的警察正與兩位背對我的人交談，想必是家屬吧！

一位警察根據家屬提供的說詞，一面問話一面低頭撰寫筆錄，隱約可以聽見他們的對話，「是誰發現遺體的？最近有何異樣？」因為距離有些遠，聽不清楚較具體的談話內容，但從一些拼湊的字眼上，大致能確定是一位上吊死亡的往生者。

我特別不喜歡看到這種場面，於是便轉過頭不再仔細琢磨他們的談話。我嘆著氣對阿孟說：「又有人自殺了。」

「不知道究竟為了什麼，要用這種方式結束自己的生命呢？」她拿起手搖飲吸了幾口說。

「也許有什麼苦衷吧！人總有過不去的時候，想自殺的人多半都是被當下痛苦的情緒所困擾，急忙想找到出口，不想再痛苦下去，而最快的方法就是結束生命。」我說。

「活著就有希望，沒有什麼解決不了的事啊！」阿孟說。

「話是這麼說沒錯，但應該沒有人一開始就想死，只是讓他活下去的關卡過不了。」我接著阿孟的話說。

在我服務的往生室裡，像這樣選擇用自殺結束生命的人，我所知道的，每個月都會有一、兩件，有時還會一連串發生。

我跟阿孟或是不管哪個同事，只要遇見這樣的事情，難免會惋惜地聊上幾句，今天也不例外。我依舊一如往常大約了解頭而沒了尾，因為知道的越透澈，越感覺到無法改變事實的無奈，只是徒增傷感罷了。

小阿姨來訪

琴的小阿姨今天要來公司找我，在還搞不清楚發生什麼事之前，她突然的來訪讓我覺得奇怪。在此之前我們從未見過面，她僅在電話裡告訴我她是琴的小阿姨，說有很重要的事一定要當面跟我說，問了我公司的地址後，就草草掛上電話了。

她的聲音聽起來相當緊張，說起話來還微微顫抖。這不尋常的狀況讓我直覺猜想琴是不是出了什麼狀況，便拿起手機撥打琴的號碼，想詢問究竟發生什麼事。但無論我怎麼打，琴的電話都處於關機狀態，這讓我也不安了起來。

說起琴，她是我前前後後加起來見面六小時，通電話兩小時的朋友。比較正確的說法是她是家屬，我與她是化妝師與家屬的關係。因為我很喜歡她這個人，在心裡便認定我們已經是朋友了，我想她也是這樣認為吧！我和她認識的過程很不一般，我們的緣分是來自她死去的先生。

見到琴的小阿姨是在通電話後的一小時，她看起來像幾天沒闔眼似的，異常憔悴。這是我在琴的手機上看到的小阿姨嗎？她面容暗沉、蠟黃，沒了照片裡的雍容華貴，看起來反倒多了份滄桑。

她一見到我便立刻把一封信遞給我。「這是？」我話一落下，她的眼眶立刻紅了起來，「琴死了，這是她寫給妳的信。」她接著說。

「琴死了？什麼時候的事？這……怎麼會呢？」我驚訝地問。

「琴……昨天自殺了。她留了兩封信，一封給我，另一封是給妳的，她留下字條說請我務必要把信交到妳手上。」小阿姨難過到全身顫抖，淚水在紅著的眼眶裡打轉。

「我從前天中午就一直聯絡不到琴，她不曾這樣不接電話，因此我一直打到晚上六點，結果她就關機了。我去她家也都沒人應門，但車子還停在家門口，表示她沒有出門！直覺告訴我一定出事了，情急之下便請鎖匠來開門，沒想到真的出事了……」

小阿姨吸了口氣以後繼續說：「她信裡提到沒有活下去的意義，說自從政達死後她就很孤單，還說要跟政達葬在一起，然後交代了一些財產分配的事。唉……她怎麼會這麼傻，小安小姐！妳先看看琴留給妳的信，看她還說了些什麼。」小阿姨話一說完，眼淚也順著臉頰緩緩落下。

我的新朋友

我與琴第一次見面是在一家裝潢雅緻的咖啡廳，她約我出來討論她死去的先生要做SPA的事。

在赴約前我心裡有些忐忑不安，畢竟對我們化妝師來說，很少有機會與家屬單獨碰面。通常一通電話就能解答家屬所有做SPA的問題，而我們也能透過與家屬通話，了解我們服務的客戶，也就是往生者，他要哪種妝容、頭髮喜歡的造型、是否需要染髮及塗指甲油……之類的需求。

即使有家屬提出想面對面討論，那麼場景也會是在禮儀公司，或者是殯儀館往生者的靈堂前，就連一般咖啡廳都不可能，更別提這種高級咖啡廳了！琴慎重其事的讓我有些緊張，對於她是怎樣的人也充滿好奇。

同時來之前我也先做了功課，一杯要價將近兩千元的咖啡，並非人人都有能力買單。因此來這地方消費的顧客，我想絕大多數都有相當的經濟條件。

咖啡廳座落在台北的仁愛區，透明的玻璃窗展示著華麗裝潢，來來往往的人們都能飽覽裡頭的別緻風光，寥寥無幾的賓客舉手投足間也成了路人側目的對象。

站在咖啡廳外頭，我遲疑著該不該走進去。透過櫥窗望進咖啡廳，即使在炎炎夏日裡，男士們仍各個西裝筆挺，女士則穿著正式的褲裙套裝。

我低頭看了看自己這一身打掃阿姨的裝扮，路邊攤牌起毛球的黑色 POLO 衫，搭配一件普通的黑長褲，以及下雨時會浸濕的破舊黑色運動鞋，這一身樸實的「黑暗套裝」是我每天工作的制服。這身打扮出現在殯儀館是再自然不過的事，但出現在這我則有些不好意思，就連服務生都穿得比我體面多了。

我在外面徘徊沒多久後，咖啡廳的門便打開了。

「請問是？」服務生看到在門口躊躇不前的我，於是急忙開門。然而在她問我話的同時，眼神也已經把我全身上下打量了一番，彷彿我身上沒穿衣服似的。我想她應該認為我不是來這裡消費的客人吧，一時之間竟不知如何回答。

「請問妳有什麼事嗎？」她又再次開口問。

這次我更加肯定她認為我不是來消費的，而是基於什麼理由出現在這裡。

「我找一位蔣琴小姐，有訂位。」她再度朝我身上看了看，這樣的眼神讓我感到有些不舒服。

她說了一句：「稍等一下。」連「請」字都沒有說就立刻關上門。

「難不成這是高級咖啡廳招待客人的方式？」我不禁納悶著。我只不過穿著比較隨性而已，不給我熱情迎接的笑臉就算了，還關起門來讓我在外頭等候。這樣的待客之道真叫人無法苟同，我無奈地對投影在大門上的自己苦笑。

約莫過了兩分鐘後，這次是一位男性服務生開門。「裡面請！」他微笑著招呼我。他笑容可掬，也沒有在我身上隨意打量，單憑這點我就認為這位服務生上道多了。

室內涼爽的冷氣讓我忘了這是盛夏午後，咖啡廳裡的三角斜屋頂上吊著一個偌大的水晶吊燈，牆面金碧輝煌，散發出閃耀的光芒。巨大的歐式宮廷人物、餐宴聚會這類的寫實油畫占滿了牆面，讓人彷彿置身在羅浮宮裡精雕細琢的阿波羅藝廊。

我走過一對年輕男女身邊，他們同樣往我身上打量著，眼神也像剛剛那位女服務生一樣，但我並沒有理會。我能理解在這高級的咖啡廳裡，出現一位像我這種打扮的人，確實蠻奇怪的。

我的目光依舊放在奢華的裝潢上並想著：「像這樣的裝潢不便宜吧！開這種咖啡廳能賺錢嗎？店內的咖啡雖然昂貴，但若要把裝潢費賺回來可不是一件容易的事！」從門口到蔣小姐的位子不過短短十公尺左右，我已經滿腹疑惑。

「蔣小姐，訪客到了。」當我還在糾結咖啡廳的經營之道時，服務生已經帶我到蔣小姐面前。

我在蔣小姐對面的沙發坐了下來，隔在我們中間的是一張玻璃小圓桌，上面擺著一杯喝了一半的咖啡。眼前是一位年約四十來歲的女人，她俏麗的短髮勾在耳後，上著粉色淡妝，整個人看起來乾淨清爽，但她清澈的眼神裡隱約透著一股說不上來的憂傷。

「小安小姐妳好，要喝點什麼？」她親切地招呼我。

「熱美式就好。」

她伸手招了服務生，「一杯熱美式，謝謝。」她說。

「小安小姐也喜歡熱美式啊！」

「是啊！我喜歡喝熱美式。」

「我先生也是。」她低著頭說，半掩的眼簾讓人看不清黑眸裡的情緒。

「這家咖啡的味道蠻不錯的，妳品嚐看看。」她很快便抬起頭看著我說。

「不好意思讓妳抽空跑一趟，會不會耽誤到妳的工作？」她接著問。

「不會。」哈……我尷尬地笑著。嘴裡雖說著不會，但事實上是凌晨上班到剛剛，下午請人代班才急忙趕來赴約的。

「我想面對面跟妳談會比較放心，電話裡說不清楚。我先生是個非常重視門面的人，他一定不希望以現在這個模樣見親朋好友，因此我才會唐突地把妳約出來，耽誤妳的時間真的很抱歉。」她客氣地說。

「不要這麼說！我工作都排開了，沒事。」我急忙回覆。

「謝謝妳！」她道謝後喝了口咖啡，從白色的皮包裡拿出手機。

「我想讓妳看看我先生，我先生平常是這樣的……」她打開手機，讓我看照片裡謝先生的模樣，並與我談論她的需求，我們也在交談過程中逐漸熟悉。

咖啡廳裡播放著理察·克萊德曼彈奏的《秋日私語》，這是我最愛的一首鋼琴曲。我一邊聽著曲子一邊與蔣小姐交談，她不算是那種一眼望去很出色的美女，甚至有些平凡。但她說話的語調溫柔又乾淨，與她多談上幾句，就會被她散發出的恬靜氣質所吸引。

她穿著素雅的棕灰色短袖套裝，腰間繫上一條兩指寬的金屬鍊子，修長的脖子上有條玫瑰金項鍊，更襯托出她的氣質，賞心悅目的讓人想多看幾眼。與她談話的過程，我也一掃之前的擔憂。

交談到一半時，服務生把咖啡遞到我的面前。

「品嚐看看。」蔣小姐說。

我朝她微笑，好奇地品嚐這要價不菲的咖啡。隨著杯子靠近，一股淡雅的果香味撲鼻而來。

「好香喔！有果香味。」我說，她只是朝我微微一笑。

接著我含了一口咖啡在嘴裡，感受著絲絨般的滑順感。當咖啡停留在口腔與唾液融合，綻放出的微酸滋味說不上的美妙。一飲而下時，尾韻的甘甜順著喉嚨緩緩爬上味蕾。原來這就是兩千元咖啡的味道！

「如何？」她帶著好奇的口吻問。

我滿足地放下杯子，「我從沒喝過這麼有層次的咖啡。」我回答。

她輕輕微笑著，順手把掉下來的頭髮勾到耳後，露出被頭髮擋住的耳朵。

接下來我們又接續談論謝先生當天的 SPA 流程、妝容、見面時間等等，大致獲得初步的共識。

在我喝完最後一口咖啡時，蔣小姐對我說：「妳的行業真的很偉大！我很感謝你們 SPA 團隊，也很感謝禮儀師。如果沒有你們大家一起幫忙，我先生的後事真的不知道該怎麼辦才好。」說著她眼眶紅了。

「我們其實什麼都還沒做啊！蔣小姐。」

「妳太客氣了，我真的非常感謝，我代替我先生謝謝妳，拜託妳了。」她對我點頭並深呼吸，似乎企圖讓自己的情緒放鬆。

還沒服務就不停跟我道謝，如此肯定我們的家屬真的不常見。回想起來，這也是我對她印象特別深刻的其中一個原因。

預留的伏筆

顧不得在一旁焦急等待我讀完信的小阿姨，我反覆看著琴寫給我的信，雙手不由自主地顫抖，也連帶抖動手裡的信件，感覺自己的心臟快速跳動著。

「小安小姐，琴在信裡到底說了什麼？」小阿姨強忍著哀傷著急地問我。

「小阿姨，謝先生走後琴很痛苦，她嘗試努力過，只是最後還是走不出來。」我說。

「可是她為什麼要這麼做？痛苦可以跟我說啊，怎麼會這麼傻呢！她難道不知道她這麼做我會多難過，我該怎麼跟我死去的姐姐交代啊！」小阿姨啜泣了起來。

看著淚眼婆娑的她，有好一會我震驚於琴已經死亡的事實，心情沉重的在腦子裡不斷思索琴的死是不是有跡可循。

我想起第二次與琴見面的事，「小阿姨！在謝先生辦完告別式的兩個月後，也就是上個月，琴有約我見面，我想那一次她有透露一些不尋常的訊息。」

琴約我見面讓我感到很意外，直覺認為應該是有什麼事吧！那天午後初秋的涼意讓人覺得很舒服，因此我帶著愉悅的心情，刻意排了休假要跟琴見面。

「小安！我可以這樣稱呼妳嗎？」琴問我。

「當然可以啊！」

這次我們依然約在上次那家高級咖啡廳，和第一次一樣，這昂貴的咖啡又是琴請客，「真是便宜到我了。」我不免這樣想。

有了上次被品頭論足的經驗，我特地穿上較正式的服裝，否則被投以異樣眼光可讓我渾身不自在。

「小安，今天和上次看起來不太一樣，這身裝扮很適合妳喔！很好看。」琴誇獎我。

我不好意思地笑了，並看著自己的一身裝扮，白色針織衫、灰色及膝裙，配上一雙白色包頭平底鞋。對一個四十歲的女人來說，我自認打扮算得體了。

倒是琴看起來更加清瘦了，身上的衣物也缺少生命力。深藍色的寬版上衣搭配黑色長褲與跟鞋，臉上的表情如同身上的衣服般灰暗，疲憊感與眼袋垂落在她清秀的臉上，即使上了妝仍掩蓋不了蒼白的氣色。

「謝謝，蔣小姐。」

「叫我琴就可以了，不用蔣小姐、蔣小姐的叫，太生疏了。」

「嗯！好。」我說。

「琴，今天約我出來是？」

「其實沒什麼特別的，只是想找妳聊聊天，覺得跟妳說話很放鬆，不會有壓力。我這麼突然約妳見面不會造成妳的困擾吧？如果有也要告訴我好嗎？」琴說。

「不會的，完全不會造成我的困擾，不用擔心。」

「謝謝妳，如果政達知道我因為他而認識妳，一定也會替我開心。」

「我也很高興能認識妳，如果妳想找人說話聊天都可以打給我，我很樂意。只是有時候工作比較忙，會沒接到電話，不過有空檔時就會回電的。」我微笑地對她說。

「嗯！好，我懂。妳的工作忙，要服務這麼多往生者，真是辛苦妳了。」

「我應該做的。」我說。

我明白她需要有個能聽她說話的人，至於為何找我呢？也許是我給她的第一印象還不錯，又或許是我服務過她先生……總之不管基於何種理由，我對她來說應該算是一位可以信任的人。因此若自己能幫上忙，擔任傾聽者的角色，那我自然是樂意的。

不過令人擔心的是，與上次相比琴明顯憔悴許多。她刻意打起精神裝作若無其事的模樣，反倒更像沒了靈魂遊走在街道上的軀殼。

算一算日子，謝先生過世大約兩個月了。對於他的死，或許琴無法那麼快釋懷，畢竟要適應所愛的人離去，有好長一段路要走。然而我並沒有把心裡的擔心告訴她，只是默默聽她說話。

琴拿起咖啡喝了一口，「如果每天都可以這麼輕鬆自在的過日子，那該有多好！」說完後她便望向窗外。這樣的眼神我很熟悉，我們第一次見面時就見過她露出這種神情。

「小安，妳的工作平常會經歷許多生命的來來去去，對於死亡妳怎麼看？會真的看開嗎？呃……我只是想知道你們這個行業的人，跟我們在想法上有沒有什麼不同。」她問我的同時目光也轉向我。

我給了她淺淺的微笑，「其實沒有什麼不一樣。」我說。

「我們都是人，對於自己心愛、在意的人死亡也會感到痛苦，不會因為工作關係就能看淡，這是兩碼子事。」

「跟工作無關？」

「嗯！無關。」我說。

接著我跟琴說起我生父意外死亡與繼父自殺的事，無非是想讓她明白，悲傷是能敞開心胸談論的。

「我曾經覺得自己跟『父親』是不是沒有緣分，生父被車撞死時我只有四歲，他臉上的傷口我到現在都還記得，想到心裡還是會隱隱作痛。而把我從小養育到大的繼父在兩年前也因為憂鬱症自殺了，諷刺的是，因為我是做殯葬業的，家人們自然認為我該全權處理，似乎忘了我也是喪親者啊！我忍住悲傷處理繼父的後事，一開始都還挺得住，直到見到他的棺木被推進火爐的那一刻，我崩潰了。我忍不住在火葬場大哭起來，因為我明白他真的離開，不會再回來了。」說到這我看到琴的眼神又黯淡下來。

「還好嗎？」我問。

「我沒事，只是很抱歉談起妳的傷痛。」她說。

「沒有關係，不要在意。我覺得能正視自己的悲傷，感受正在經歷的苦痛是很正常的過程，不需要隱藏。痛苦是失去親人必經的道路，但會隨著時間的流逝不再感到如此強烈。」

「所以妳認為時間會帶走傷痛嗎？」琴問。

「應該說是能與傷痛和平共處。傷痛並不會隨著時間流逝而消失，我們也無法將往生的親人從記憶裡抹去，只是經過時間的洗禮，親人的離去漸漸不會讓我們感到這麼難以承受。簡單說，傷痛會隨著時間，用一種我們能忍受的形式，與我們和平共處。」我說。

「我懂，以前我父母往生時，我也和妳有差不多的感受。只是政達走後，我卻覺得好像不是這麼一回事了。」

「怎麼說呢？」我問。

「呃……沒什麼！可能我需要更多時間去適應。」她說完後沉默了幾秒，像在思考什麼似的，端起咖啡往塗滿蜜桃色的嘴唇送。而我也不再多說，只是靜靜陪伴著她，直到她願意再說點什麼。

接著她突然笑了。

「怎麼了？想到什麼好笑的事嗎？」我不解地問。
「我想到自己總是笨手笨腳，哎呀！連個番茄炒蛋到現在還是做不好。」
「不會的，做菜不就是這樣，需要多練習幾次，我相信有一天一定能做好的。」我安慰她，她則搖搖頭苦笑著。
琴提起番茄炒蛋，我猜她又想起謝先生了，那是謝先生做完SPA後她所說的話。當時琴撫摸著謝先生的臉頰並吻了上去，她哀傷的眼神裡泛著不捨的眼淚。
「親愛的，你要跟佛祖好好修行喔！不要擔心我，你不在的這段時間我很棒喔！我把家裡打掃得很整齊，也開始學煮飯。還記得你教我的番茄炒蛋嗎？我老是記不得要先放番茄還是先放蛋，那天我先放了蛋，結果放下去之後才想起來應該先放番茄才對！跟你的手藝比我還差得遠了，你在天上看到一定在笑我笨手笨腳的對吧？」說到這，琴已經一把鼻涕一把眼淚的，阿孟則默默把面紙遞給她。

看著坐在我面前勉強擠出笑容的琴，我腦海裡浮現繼父死後，母親有好一陣子也是這樣的表情。「琴，又想起謝先生了對嗎？」

「嗯，是啊！不怕妳笑，我好想他，時時刻刻都在想。」她點點頭，眼眶悄悄地紅了。

「琴，那妳願意跟我分享你們的愛情故事嗎？我很好奇耶！妳跟謝先生怎麼認識的呢？」我知道沒有生小孩的琴，在謝先生走後生活突然沒了重心。此刻我能做的，就是陪她一起回憶過往的點點滴滴，而非說一些節哀順變、保重之類的無效安慰，說了不僅於事無補，想必琴也聽多了。

「當然可以啊！我跟他是大學同學……」她抹了一下即將掉落的眼淚，然後重拾微笑跟我分享他們從認識到結婚的經過。

說起謝先生，琴的眼神就變了，猶如清晨那一泓寧靜的湖水輕輕盪漾著。就連說話的語調都更加柔美恬靜，魂不著體的模樣也恢復到原來的八分生氣。

我就這樣靜靜地看著她，有好一會時間，她說著他們的愛情故事，我則一邊想像，這是典型的王子與公主的浪漫邂逅，也是每個女孩都會幻想的情節。如果不認識她，我依舊會認為童話只出現在編織的虛幻故事裡，不存在於現實生活中。

「以後我離開了，是不是也能指定妳化妝呢？但我只需要化妝就好，不用讓妳幫我做 SPA，那多難為情啊！」在我們聊到一半時，琴突然冒出這句話。

被她這麼一問，我先是愣了一下。「不會有這種事的，妳會長命百歲。而且我們的年紀相近，搞不好是我先走呢！這種事無法預料呀。」我保持著微笑回答，同時覺得琴這麼問很奇怪。

回想起來，也許她那次約我見面的目的，就是為了這句話吧！可惜當時我沒察覺它的嚴重性。

「那妳答應嗎？」她又問。

「呃……」

「妳不願意？」

「不是！怎麼突然這麼問呢？」

她笑了，然後端起咖啡喝了一口說：「沒事！我只是想跟政達一樣，由同一位化妝師服務。而且我信得過妳的技術，妳一定能把我打扮得美美的。」

「真的沒事？」

「真的沒事！」她說。

聽琴這麼一說，雖然還是覺得哪裡不對勁，但看到她那蒙娜麗莎式的微笑，便讓我沒有再繼續多想，天真地認為她只是需要時間而已。

接著我們聊天的內容還是圍繞在謝先生身上，以及我的工作。琴很少提及自己，就算有也全是與謝先生有關的片段，我們度過了一個很愉快的午後時光。至於幫她化妝一事，我只隨口說了句：「好的，如果我沒有先走的話。」草草回答後就沒有放在心上了。

琴的生活應該蠻富裕的，但身上卻沒有俗不可耐的銅臭味。也許是因為這樣，她成了少數我願意深交的家屬。她自然有禮也懂得尊重人，有著溫暖的心與噪音。

琴的歌聲很悅耳，像是黃鶯出谷一般。也許這麼説很老套，但我實在想不出更好的詞彙來形容了。就連清唱鄧麗君的歌曲時，都有著不輸鄧麗君的乾淨嗓音和獨特味道。琴説謝先生最喜歡聽她唱歌了，尤其是鄧麗君的歌。託謝先生的福，我們才能在幫他做 SPA 的過程中，聽到琴美妙的歌聲。

不尋常的軌跡

大致描繪與琴第二次見面的情形後，小阿姨掩面哭泣著說：「所以她早就計畫好這麼做了對吧！」

「小阿姨，我知道妳現在很難過，但妳可以跟我說琴在哪裡嗎？」我來不及安撫小阿姨的情緒，焦急地想知道琴目前的狀況。

「昨天檢察官相驗完後，就冰存在〇〇醫院往生室裡。已經是一具冰冷的遺體，沒有呼吸，救不起來了。」小阿姨已泣不成聲。

「小阿姨，妳說昨天……在〇〇醫院往生室？」

「嗯。」

「所以……昨天……妳也在〇〇醫院嗎？」

「我請琴的姨丈陪我去往生室那邊做筆錄的。」小阿姨繼續哭著說。

我反覆唸著○○醫院的名字，腦子裡浮現昨天在○○醫院往生室裡，從門縫望出去警察與家屬交談的畫面。所以小阿姨和姨丈就是背對我的家屬？昨天那一位往生者是琴？竟然是琴？我感到難以置信，心臟猛一陣抽痛。

急忙送走小阿姨後，我驅車趕往○○醫院往生室。

「如果活著沒有盼望，那還需要把這輩子走完嗎？」

「人若沒了七情六慾，生活是否會過得更好呢？」

「小安，妳相信有來生嗎？我相信。我和政達是上輩子約定好這輩子要做夫妻的，所以來世也會做夫妻，我希望來世快點到來。」

想起琴對我說過的那些話，現在想來都成為不尋常的軌跡。與她對談的場景如同一張張投影片，輪流在我腦海裡播放著。原來她身上始終披著一件厚重的悲傷外衣，把她真實的樣貌嚴嚴實實地保護著，以至於我都沒有發現。

來到往生室，我打開冰櫃的門，用顫抖不聽使喚的雙手打開屍袋。我見到琴躺在冰冷的屍袋裡，脖子旁放著一條金屬製的腰帶。這條鍊子是謝先生送給她的定情物，她曾說：「這是我最愛的一條鍊子，政達說要用它來綁住我一生，今生今世永不分開。」

所以妳才用這條鍊子結束自己的生命，是這樣嗎？琴！

琴的面容已經不再是我熟悉的樣子，窒息使她臉上布滿深紫色的屍斑，脖子上也彷彿還纏繞著一條枷鎖，將她緊緊勒出一道深深的褐色痕跡。可是琴的嘴角卻微笑似的上揚著，好像在告訴我，她與謝先生已經重逢了。

看著琴的遺體，我想起與她相識的經過，難過自己失去了一位能交心的朋友，遺憾我們還沒有好好了解彼此。對於她的死，我震驚到眼淚都流不出來，只是頻頻無力地顫抖。

相驗屍體證明書

死因：窒息死亡

年齡：43歲

琴的信

親愛的小安：

幾經思量後，我想我該寫這封信給妳，感謝妳這一陣子不厭其煩地聽我嘮叨。妳是個專業且富有同理心的人，很開心能在生命的最後認識妳。但終須一別，向妳道別的時候到了。

會這麼決定也不是突然或偶然，而是一再反覆思考後的結果。當我下定決心要跟隨政達的腳步後，心情卻出乎意料的輕鬆。尤其是提起筆書寫時，心裡也得到了前所未有的平靜，所以請妳不要為我感到惋惜。

時間過得好快，轉眼間政達已經走了三個月。這三個月我都在做些什麼呢？想了許久依然沒有頭緒，唯一能想到的就是和時間比賽的毅力。妳告訴我每天一點一點都會進步的，我也這樣鼓勵自己。但時間是特效藥這件事，好像沒有在我身上發揮作用，若不是沒起作用，便是我太高估它了。不然這三個月裡，我怎麼絲毫感覺不到自己的進步呢？

在家中的每一個角落，處處都有政達留下的痕跡。我嘗試告訴自己，還是把一切與他有關的東西都丟掉呢？這樣是不是會好一些？才不會一再睹物思人。但妳知道這有多難嗎？每當準備丟棄這些物品時，滿滿的回憶就會塞滿我的腦袋。我恨自己怎麼會有這樣的想法，連回憶都能丟掉的人多可悲啊！若連回憶都抹去，那我還剩下什麼呢？

我想起在病房陪伴政達那半年的日子，我們一起回憶過去，說著、笑著，然後聊著一些稀鬆平常的事，我們甚至不避諱談論他的死亡。他告訴我他今生有我已足夠富有，別無所求。甚至還鼓勵我如果有一天遇到一個喜歡的男人，一定要勇敢追求，千萬不要讓對方跑了。

我告訴他不會有第二個政達了，除了他我誰也不要。那日我們相擁哭泣，我告訴自己不能在他面前掉眼淚，應該要堅強讓他放心，可是我還是忍不住哭了。他笑著安慰我，用手抹掉我的眼淚，他說女人的眼淚是珍珠，不能隨意亂掉珍珠。

他是這麼棒的一個人，這麼棒的一個老公，可還是走了。我一直覺得我們可以攜手到老，但現實卻狠心地告訴我做不到了。自己一個人活到老是什麼感覺呢？我無法想像也根本不敢想。

最近我備受失眠困擾，腦袋裡一直想到政達，想著我們的第一次約會，想著他跟我求婚的情景，想著許許多多與他的過往。我還想起那日告別式，禮儀師跟我說夫妻不能相送，因此阻止我到火化場送政達最後一程。我告訴他們我沒有這樣的忌諱，我堅決要這麼做，這是身為妻子最後能為他做的事了。如果連這個權利都要剝奪，那豈不是太殘忍了？我拒絕這樣的殘忍。

那天妳談到送妳繼父進火化爐的情形，我非常抱歉，讓妳回想起痛苦的回憶，但我能懂妳的感受，因為經歷過父母和政達的死，我也和妳一樣。當我站在火化爐前，看著火葬場人員把他們的棺木往火爐裡推，我知道自己與父母和政達的緣分就到此為止了。

大火猛烈地燒著他們的身體，讓一個我再熟悉不過的軀體變成了骨灰，雖然是他們，卻也不再是他們了。那一堆骨灰對我來說，就只是我愛的人曾經來過這世上的證明，如此而已，其他的對我來說都已經不具任何意義了。

親愛的小安，謝謝妳耐心看完這封長信。雖然與妳認識的時間不長，但我覺得自己跟妳很聊得來，什麼都能暢談。謝謝妳陪我度過那段難熬的日子，但現在我決定追隨政達而去，對我而言不管發生任何事都是最好的安排，所以請不要為我難過，我真的很快樂。

最後我還是要感謝妳，讓政達的最後一程帥帥地離開，他在妳的巧手下就像還活著一樣，而現在我也要拜託妳了。還記得我們的約定嗎？在我走後要讓我美美的與政達見面，千萬不能食言喔！祝福一切安好！

琴

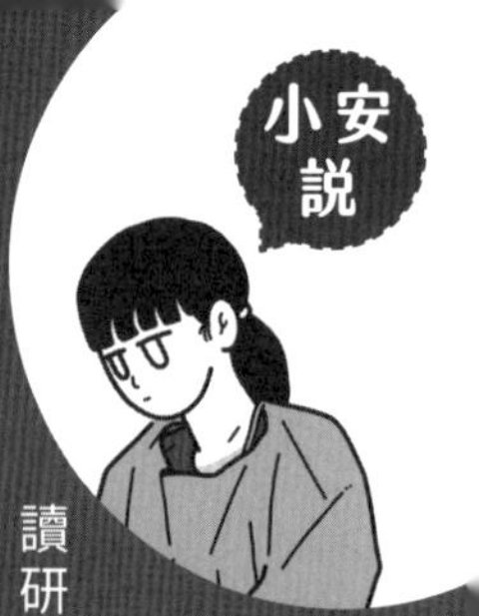

面對悲傷我也是平凡人

讀研究所時，我曾上過一門「自殺學」的課。當時我正經歷繼父的死亡，有兩個禮拜沒到學校上課。回學校後，我用自殺者遺族的身分繼續修讀這門課程。

可當時的我狀況並不理想，如同我告訴琴的，即使在殯葬業工作，但對於自己心愛、在意的人死亡，我和一般人沒有什麼不一樣，依然會感到痛苦。所以回到學校的我，一方面行屍走肉地繼續上課，一方面急於尋找繼父自殺的答案。

我學習到的知識告訴我，我正在經歷悲傷，一切都是正常的。即便如此，將近半年的時間裡，我依舊遊走在反反覆覆的情緒上，經歷悲傷帶給我的身心折磨，甚至探索起生命意義這類的議題。

某方面來說，琴的死對我而言是一種生命的反思，這當中也夾雜著遺憾。畢竟琴是我難得想深交的家屬，是我想珍惜的人。我一度覺得自己能陪她度過失去親人的創傷，可是當事情不是朝著好的方向發展時，失落感還是會讓我措手不及，我終究只是個平凡人。

我知道琴和繼父一樣，也曾經爲自己的生命努力過，曾經在想活與想死之間艱苦地不斷拉扯。可是當這個痛苦被刻意隱藏時，其他人也很難發現。如同《天堂旅行團》書裡所說的，一個人內心有裂痕的時候都是靜悄悄的，這個世界沒有人能察覺，只有當他「砰」的一聲碎開，大家才會聽到。

若非對生活不滿意，若非想逃離痛苦所帶來的撕心裂肺，他們也不至於付諸行動，以這樣的方式尋求解脫。所以即使他們做了不好的示範，仍然需要大衆的同理，而不是汙名化及貼標籤。畢竟在痛苦面前，想自殺的人就如同一具被病毒入侵的身體，早已沒了抵抗的能力。

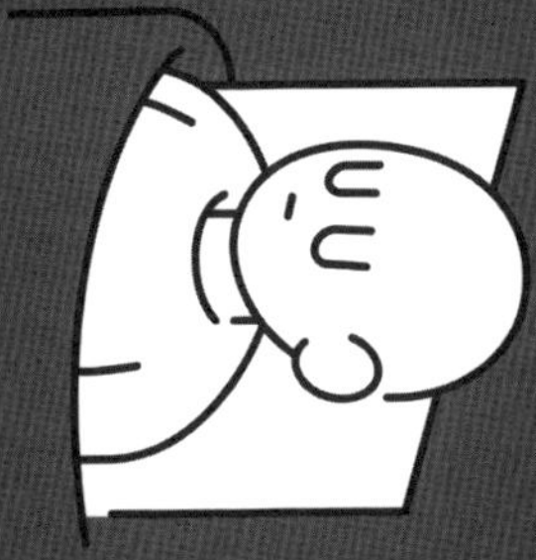

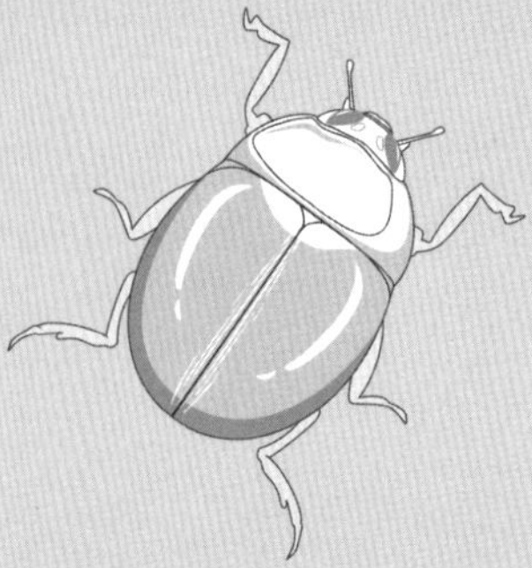

第六章

聖甲蟲

在生活中或多或少都會遇到令我們感到恐懼的事物，不得不說我的工作更是如此。往往在沒有任何心理準備下，就得被迫接受不同程度的震撼教育，不時測試心臟夠不夠力。當工作環境瀰漫著難以忍受的遺體腐臭味時，更是挑戰化妝師的忍耐極限，往往被熏到暈頭轉向、連連作嘔，還得保持冷靜完成服務。若此刻突然出現一群不速之客來湊熱鬧，這可不是把大家嚇得花容失色這麼簡單的事而已！無法離開現場的化妝師該如何完美處理並全身而退？服務該如何進行下去？能否圓滿順利地結束呢？

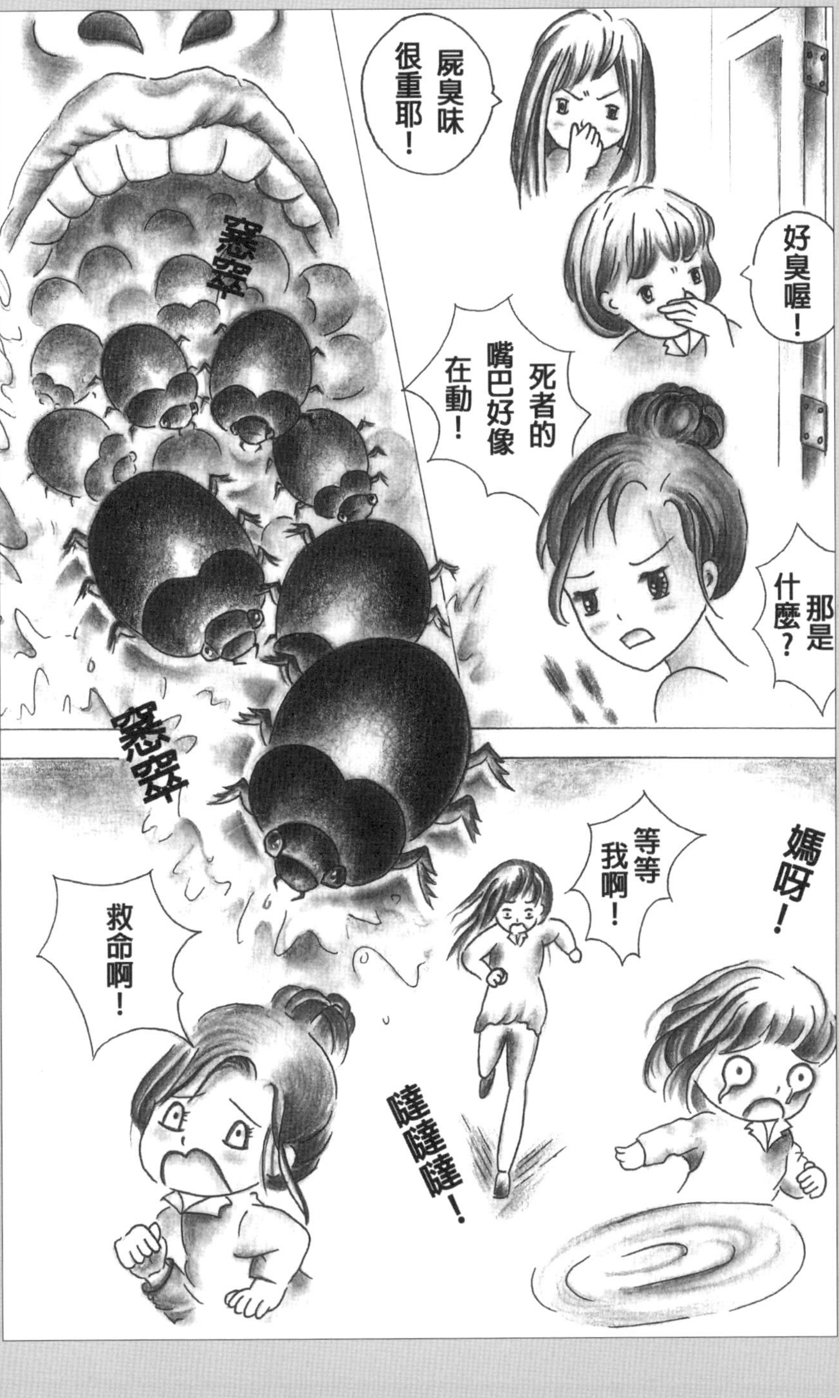

好臭喔！
屍臭味很重耶！
那是什麼？
死者的嘴巴好像在動！
窸窣
窸窣
媽呀！
等等我啊！
救命啊！
噠噠噠！

哆啦A夢的謊言

下午三點我們開車來到台北市一家知名醫院外頭，等待著禮儀師信愷的通知，準備在法醫驗完屍後幫往生者淨身沐浴做SPA。這段期間我們很自在，甚至有些慵懶地癱坐在公務車上消磨時間。

醫院附近有一處空地，空地上有棵大榕樹。乙如把車停在大榕樹下，它為我們遮陽擋光，供應些許涼意。

永興是我們待會要服務的往生者，我們初步從信愷口裡認識了這位二十五歲熱愛戶外活動的陽光男孩。他意外溺斃在溪水裡，當救難人員發現他時，他沉在水底的最深處，頭部卡在兩顆大石頭中間而無法浮出水面，這已經是事發第三天下午的事了。

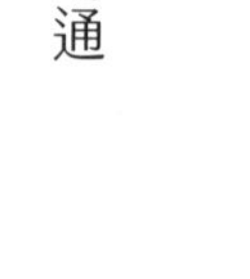

「家屬說不想讓永興冰存，所以決定讓他打桶[註3]，洗個舒服的澡，打扮帥氣再入棺。」信愷在電話一頭說。

「已經死亡三天了，天氣還這麼悶熱！就我的經驗來說遺體一定腐敗了，這不能做SPA。」我說。

「沒事，真的沒事！有點味道，但味道並不重，遺體也只是稍微有些發綠而已。」他答道。

發綠！那不就是遺體已經進入腐敗階段了？雖然心中有些疑慮，但信愷在電話那頭說得信誓旦旦。「沒事！也許真如信愷所說，僅是發綠有些味道而已，過去也曾有類似的狀況發生。」我在心裡安慰自己。

信愷平時看起來吊兒郎當，圓滾滾的身材彷彿現實版哆啦A夢。遠遠走來只會看到那油到可以煎蛋的頭頂，以及把襯衫鈕扣逼到崩潰邊緣的肚子，看著真叫人直呼不妙。

哆啦A夢、哆啦A夢，即使這樣呼喚他，他也絲毫不在意。「我這是穩重好嗎！到底懂不懂得欣賞啊！」他常常這樣自信地對我們說。

平心而論，在禮儀師裡他稱得上是好相處的，雖說平時講話較為自滿，但對我們化妝師都相當照顧。而說話浮誇的他，舌粲蓮花的技能讓人印象深刻，即便所有器官都腐壞了，那張嘴大概也還活著。

禮儀師的工作壓力大，偶爾不順心鬧鬧小脾氣是難免的，除此之外他並沒有特別令人討厭的舉止。因此永興遺體的狀態有信愷的人格做擔保，基於信任我便不疑有他。

我跟乙如、小馨就這樣在榕樹下靜靜等待通知，貪婪地享受午後的悠閒時光。等法醫驗完遺體，開立死亡證明書後，接下來就由我們上場。

3 — **打桶**：古時候沒有冰存死者的設備，因此人死後便立即入棺封存。

與臭味對決

接到信愷的通知已經是下午四點十分了，當我們還在榕樹下乘涼，還沒抵達往生室之前，我對世界仍然充滿許多期待。期待著幫永興做完SPA後的饒河夜市之旅，期待能逛一逛我最愛的耳環店，買幾副閃亮耳環。還有胡椒餅、藥燉排骨在我肚皮裡打滾的滋味，光是想像口裡的唾液便不自覺地形成一條小溪，緩緩往喉嚨和胃流去。

然而事情有了意想不到的發展……

「好臭喔，小安老師！妳確定信愷沒有騙我們嗎？這不是一點味道而已耶，真的好臭！」小馨邊捏鼻子邊說。

「唉！我聞到了。」我長嘆一口氣。心裡恨不得立刻掐死信愷，準備代替月亮懲罰這位黑化版的哆啦A夢，將他燒成灰燼。

一股遺體的腐臭味隨著屍袋打開的那一刻瞬間嗆進鼻腔裡，濃濃的屍臭味讓我本能的暫時停止呼吸。

我瞇著眼睛皺起眉頭想著：「噢！天啊！又是這股聞一次就足夠回味一輩子的味道！」此刻它深深地竄入我的鼻腔黏膜裡，在毫無防備之下給我致命的一擊。我終究還是無法逃離它的魔掌，注定要被它糾纏一陣子。

幾乎是從SPA室飄出來的我，雙腿被臭味熏到像是沒有骨頭一般。眼神醞釀著懷舊少女卡通裡的死亡光線，一步一步朝著信愷走去。

我猜從SPA室裡飄出來的這股可怕味道，將會順著空調快速往助念室擴散，然後再飄向離門口最近的辦公室。在我走向他們時，必定已瀰漫整個往生室，當然也會順理成章，自然而然地飄進信愷與家屬的鼻腔裡。

果真在前方不遠處，我見到兩名女子面露嫌棄的表情，不時搓搓鼻子，嗅著空氣裡的味道。

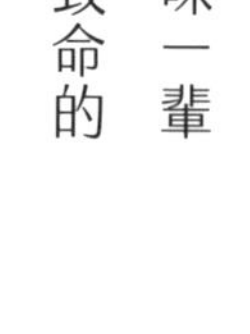

「這是什麼味道？好臭！」一名看上去較年長的女子詢問信愷。

「這是……那個……」在信愷不知道該如何回答時，正好見到我朝他們走來，便立刻轉頭跟兩名女子說：「我們的化妝師來了，要幫永興做SPA了！有什麼問題都可以直接問她，那我先去忙了。」他彷彿得到救贖般，轉向門口大步大步地走了，走得瀟灑自在，連說點什麼都沒有。

我只好強作鎮靜，用盡全身力量擠出微笑，來處理信愷丟下的爛攤子。

「家人好，請問是永興的家人嗎？」

「是的。」年長女子客氣地回答。

「我是今天幫永興服務的化妝師……」

「呃……化妝師我想請問妳有聞到一股臭味嗎？」

還來不及自我介紹，也搞不清楚兩名女子與永興的關係，我就被另一位較年輕的女子打斷話，她用雙手摀住口鼻按捺不住地問。

我在心裡嘀咕著：「難道驗屍時妳們不在嗎？否則怎麼會沒聞到臭味呢？

好吧！看樣子是不在現場，不然不可能沒聞到遺體腐敗所產生的臭味。」

「這個味道是……遺體腐敗的味道。」我回答。

「該不會……是我們永興吧？」年長女子問。

「欸……是的。」我無奈地承認。

年長女子接著說：「化妝師，我們家永興就拜託妳們了！他生前很愛漂亮，很愛乾淨，最在意的就是他的頭髮，一定要梳得整整齊齊。那麼我們永興再麻煩妳了，麻煩了！」她不用換氣似的急忙一口氣把話說完。說完後，便立刻拉著另一名年輕女子準備往門口走，一副要離開的樣子。

「欸……家人不好意思。」我叫住她們。

「妳們不看永興做 SPA 嗎？」

年長女子說：「不用，不用，不用！妳們處理就好，我們相信妳們的專業。」她們似乎有些受不了味道的折磨，不停反覆搓揉鼻子，面露為難。

「那……永興的妝完成後家人要確認嗎？」

「不用，不用，不用！交給妳們就好，謝謝化妝師，謝謝化妝師！」年長女子雙手揮舞著說完後，頻頻跟我點頭致謝。接著便如同熱鍋上的螞蟻慌忙逃命，拉著年輕女子快速往門口走去，消失在我的視線裡。

「噢！這個連家屬都受不了的味道，信愷怎麼覺得我們可以承受？虧我這麼信任他。」我忍不住發起牢騷。

兩位家屬離去而我也稍加冷靜後，想起二〇〇六年成立遺體 SPA 時，那觸動我內心的初衷——家屬能在安全且私密的 SPA 空間裡，陪伴在逝去親人身邊，能撫摸逝者並與他說話，甚至擁抱，盡情地釋放悲傷與情感，共同創造回憶。這對往生者來說，何嘗不是圓滿人生的最後一程，也就是我們所期許「生死兩安」的境界。

然而在永興身上，家屬卻以「妳們處理就好，我們相信妳們的專業」來敷衍了事，這似乎有些不尋常，對永興來說甚至有點悲傷。這是與相不相信我們專業無關的事，具體來說是和臭味的對決。事實證明，家屬與我們都輸得徹底，永興則成為這場對決的無辜犧牲者。

Why Not Me

SPA室門外小馨、乙如正等著我，見到只有我一個人走過來，小馨朝我問：「家屬人呢？」

「她們大概是被味道嚇跑了，她們走了！」我回答。

「難怪她們會走，這股味道應該沒人受得了吧！那我們現在該怎麼辦？這怎麼做SPA？」小馨兩眼呆滯地看著我問。從她的眼神裡，我也解讀到另外一種期待，期待我能說出：「走吧！跟禮儀師說我們不做了，實在太臭了。」

我看著小馨與乙如兩張稚嫩的臉龐，心想真是難為她們了，才來幾個月就得接受這種震撼教育。也罷！該來的總會來，就當作是送給她們的新人禮吧！雖然擔心她們會不會就此遞出離職單，但目前的狀況也顧不了這麼多了。

「我們就按照正常程序服務吧！案件都接下來了，不做也不行。」我話一說完，就看到小馨和乙如的表情瞬間黯淡下來，我無奈的只敢嘆氣不敢深呼吸。而對於信愷的欺騙行為，我憤怒到準備來個秋後算帳。

「等我一下！」我故作輕鬆，「我想到了，我們還有精油。」我轉身從櫃子裡拿了瓶茶樹精油，「還有口味可以選哦，妳們要什麼味道呢？」她們對我搖搖頭。

如果可以瀟灑地轉身就走那該有多好！在沒有任何顧慮下，幻想著帥氣地轉身離開倒沒有什麼問題，畢竟遇到一些不講理的難搞家屬時，我也常這樣想。然而職業道德不允許我真的這麼做，因此若要持續走下去，往往只能靠一些不著邊際的幻想來支撐。

我打開茶樹精油的瓶蓋，不等她們點頭，便分別往她們的口罩滴上幾滴。

「即便遺體狀況不理想，我們也沒有臨時走人的經驗。像永興這種溺水死亡幾天，已經腐敗的遺體還做 SPA 倒是頭一遭。嘿！我們是不是很幸運呢！」

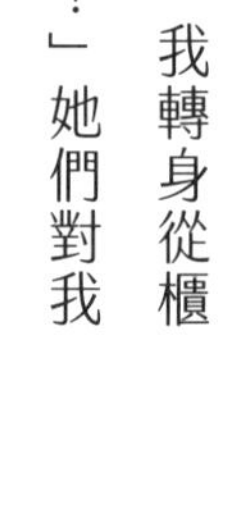

我邊滴精油邊說。

這不知道是哪門子的安慰話語聽起來很沒技巧，倒不如不說。但這僵掉的氛圍逼得我非得說些什麼不可，來安慰這兩個可憐蟲。不過從她們臉上的表情，我發現自己的安慰顯然起不了任何作用。

「至少撐一下，我們從現在起只能含蓄地呼吸。」我對她們說，我想她們口罩裡的表情估計比往生者還難看吧！

我們終究還是得向現實低頭，放棄了無謂的掙扎，在一切準備就緒後，開始與永興度過近兩個小時的時光。

You told me that you love me but say I'm just a friend
My heart is broken up into pieces
Why oh why tell me why not me

SPA 室裡不斷循環播放著《Why Not Me》，這是歌手安立奎的歌曲，描繪著無法獲得的愛情，是永興生前最愛的一首歌。如果永興沒有意外死亡，那麼現在的他是否正為這樣的處境所苦惱呢？我只能從音樂去感受他的個性、喜好，除此之外也別無他法。

較為可惜的是在臭味作怪下，永興的家人上演大逃亡，行動迅速地逃離這裡，也間接剝奪了我們從他們口裡認識永興的機會。但這確實不能怪家屬，畢竟在屍臭味面前，又有多少人能夠好好緬懷往生者呢？

閃亮登場

看著永興腐敗的藻綠色身體，以及由血腥味、死魚味、油脂味、鹹酸味、蛋白質腐壞味……各種味道夾雜在一起所產生的屍臭味，它們組成了一支天下無敵、舉世無雙的恐怖隊伍。其力量強大到讓人食不下咽、腦袋發脹，總之不管我如何奮力抵抗，它仍強硬地占據我的鼻腔和肺，用那多變的氣味讓我感到陣陣噁心。

正當我們小心翼翼地清洗永興的身體時，「啊！」乙如突然大叫，如雷灌耳，嚇得我毛細孔都炸開了。「噓！小聲一點。」我說。

「破皮了！」乙如驚恐地說，她正在幫永興洗手臂。永興手臂上的水泡裡布滿污水，是一種藻綠色夾雜血的顏色，如同稀釋的菠菜汁混著西瓜汁。雖然這麼形容有些噁心，但看起來真的是如此。

此時污水正沿著手臂上破皮的小洞，一點一點慢慢滲出來。不只手臂，連身體、臉部、整條腿，同樣都布滿綠紅色如蔬果汁的水泡，看了實在令人心疼。

我忍受著臭味，小聲的對乙如說：「讓它流吧！把污水清乾淨，等一下我們也好幫他包紮跟穿衣服。」乙如點點頭回應我。

小馨則皺起眉頭說：「怎麼辦，我好想吐，真的好臭。」無計可施的我只能開口鼓勵我的兩位夥伴，「加油各位！時間一下子就過了。忍住，我們要成為人上人。」

而我自己的狀況也好不到哪去，早已被臭味熏得暈頭轉向，感覺天堂就在不遠處，就連佛祖也搶著要帶我前往西方極樂世界。

我望著永興，他的臉呈現死前的驚恐模樣，嘴巴張得大大的，如名畫《吶喊》一樣。我不知道自己是不是被臭味熏到產生幻覺，竟見到永興的嘴角抽動了一下！我定睛仔細一瞧，「啊！」這回換我大叫，整個人從跪墊上跳起來。

是一隻蟲子！牠從永興的嘴角跑出來，似乎對外面的世界充滿好奇。牠伸出像雷達的短短觸鬚探了探，再往嘴唇外跑出來些，以半個身子亮相。

那突起的背部就像打上一層厚蠟的黑色盔甲，閃亮的特別醒目。若牠持續不動，我會誤以為是一粒龍眼籽。這時牠露出纖細小巧的腳，撥了撥永興的嘴唇，接著以閃電般的速度，從永興口裡跑出來停在下巴處，露出牠的真面目。

被我這麼一叫，小馨、乙如望著我猙獰的面孔不明所以，反射性也從跪墊上跳了起來。

「蟲……有……蟲……」我嘴唇顫抖著，告訴她們自己看到了蟲。她們順著我手指的方向望過去，也跟著尖叫起來。

接下來這一幕，可把我嚇得幾乎要暈過去了。我想小馨、乙如看到的畫面跟我一樣，因為她們叫得更加賣力，腳底如裝上彈簧般彈得遠遠的。

永興的嘴巴裡突然湧出數不清的龍眼籽，不！更像是聖甲蟲之類的生物。密密麻麻數量之多，讓人看了頭皮發麻、寒毛直豎。牠們像是一支打了敗仗的軍隊，逃難似的瘋狂從永興的嘴裡竄出。

我們三個女生被嚇到呈現失去理智的狀態，邊跑邊狂叫著。「啊——啊——啊——」我們竭盡全力往 SPA 室外逃命，顧不得形象，也不管外面是否有其他人在。這時最重要的是「保命」，其他都已經無所謂了。

「聖甲蟲」這個名字跟牠的樣貌是我在西洋電影中認識的，我不確定世界上是否真的有聖甲蟲存在，還是僅是電影為了製造恐怖效果，所捏造出的蟲子形象。但不管如何，聖甲蟲已經成功引起我的恐懼，並深深植入腦海。因此當蟲子組成一支龐大的軍隊時，可把我的魂魄嚇到不知道飛往何處，簡直比見到鬼還可怕。

我們一路逃到辦公室，「快!快!快!找找看有沒有殺蟲劑之類的東西。」我說。

逃進辦公室後，裡面半個人影也沒有。顧不了這麼多的我們，慌張的一見到抽屜就打開，大肆翻箱倒櫃，四處尋找殺蟲劑的蹤影。但放眼望去，除了兩張辦公桌、椅子，以及一個雜亂無章的文件置物櫃，其他空蕩蕩的，連包衛生紙也沒有，更別說是殺蟲劑了。

「什麼也沒有。」小馨十分沮喪地說，眼裡盡是失望與徬徨，如無家可歸的孩子般在辦公室躊躇不前。我則像隻迷途羔羊，久久無法從驚嚇中找到回家的路。

「還是我們到外面等呢？」乙如全身顫抖地問。

「也只能這樣了。」我回。

「剛剛的蟲子是什麼？」小馨還沉浸在恐懼中。

「是聖甲蟲，可能是，也可能不是，也許只是長得像而已。」我有些語無倫次，三魂七魄早已不知道飛到哪去。

「是那個《神鬼傳奇》的聖甲蟲嗎？」乙如問。

「就是牠！像不像？」我情緒激動地說，至少有一個人理解我在說什麼。

「不管是什麼蟲都好可怕，那我們……現在該怎麼辦？我……不想再進去了，好可怕……」小馨吃力地說，嘴唇還不停顫抖，彷彿能聽見她嘴裡牙齒相互碰觸的喀喀聲響。

「我們等一陣子再進去。」我跟小馨說。

「還要再進去！可以不要進去嗎？」小馨懇求著。

我無助地聳聳肩，其實內心也一樣壓根不想再進去了。我想像著 SPA 室那扇門後，蟲子們到處亂竄開心開 Party 的畫面。萬一我們突然闖進去，惹得牠們炸鍋，那牠們會不會蜂擁而上，爬到我的身上鑽進體內……一想到這，我幾乎要精神崩潰了，想棄永興不顧的念頭油然而生。

跟牠拚了！

我們焦躁地站在往生室門口，一面討論著蟲子究竟從何而來，一面不安的不時往 SPA 室方向望去，深怕蟲子會突然從某個角落跑出來，對我們發動恐怖攻擊。

我心想好歹自己在這行也做十幾年了，如此狼狽的情況還真是頭一遭。心裡的恐懼沒有隨時間的流逝而消散，反倒是被嚇跑的三魂七魄還在外面遊蕩。

大約過了二十分鐘，情緒較為緩和後，思考片刻我決定主動出擊，「這樣等下去也不是辦法，總得想個方法才行。」我開口說。

「還是我們先進去瞧瞧，如果聖甲蟲還在的話立刻把門關上，二話不說就往外面衝。理想的狀況是聖甲蟲已經不在了，那我們就用最快的速度，把永興的嘴巴、鼻子、耳朵……所有孔洞都用棉花封起來，硬著頭皮把服務做完。妳們覺得呢？」我鼓足勇氣說。

「我好怕哦！」小馨說。

「我也是！」乙如接著說。

「雖然我也很害怕，一想到就頭皮發麻，但總不能當個落跑化妝師吧！」我對兩位夥伴說。

儘管內心十分害怕，但最後那一點理智並沒有拋下我，它努力把我拉回現實，要我不能丟下永興不管。

「我去看看！」我深深吸了口氣。

說完後我率先朝SPA室的方向走去，小馨、乙如則跟在我身後，我能感覺到她們渾身上下透露出不安的氣息。

來到SPA室門口，乙如眉頭深鎖地拉了拉我的衣袖，臉上的表情像是被逼迫去完成一件她極其不願意做的事，隱約還能感覺到她發抖的手在拉扯我身上的衣服。我拍了拍她纖細的手臂，試圖讓她知道有我在。

「安啦！不要怕。」事實上我也害怕到手心不停冒汗，不由自主顫抖的雙手如同巴金森氏症病人。但此刻除了振作，我別無選擇。

我小心翼翼地把頭探進去看了一下，感覺到自己的呼吸急促，額頭狂冒冷汗。「撲通！撲通！」一顆心猶如裝上強力馬達般，飛快地跳動著。同時也發現裡面除了永興、屍臭味與悠揚的音樂聲外，沒有任何其他影子或聲響。

我心想剛剛慌忙逃命時，來不及把 SPA 室的門關上便直奔門口。因此蟲子是從 SPA 室離開了，還是悠遊在永興的身體裡，或是躲藏在往生室的某個角落，就不得而知了。

我們慢慢往裡面走，我先往永興的嘴巴與鼻子周圍瞧，確認沒有蟲子的蹤跡後才開始四處東張西望，小心的到處翻動巡視。

令人作嘔的屍臭味在緊張時，聞起來特別容易有暈船的感覺。「聞不到！聞不到！臭味聞不到。」我開始對自己催眠，但愈這樣想反而愈快投降。一陣焦躁後，我感受到胃裡與喉嚨的那股騷動。

「牠們跑去哪了？」乙如問。

「對啊！牠們都跑去哪了？」這時我突然想到永興的孔洞，那是蟲子出沒的入口，「快！快！快！永興的嘴巴、鼻子，我們忘記封住了！」我緊張地說。

接著我轉頭對永興說：「永興，抱歉先暫時把你的孔洞封起來喔！免得那些蟲子往你的嘴巴裡面跑。」

然後我們用極快的速度，拿起棉布往永興的嘴巴、鼻子、耳朵裡塞。但我們仍不敢掉以輕心，心想萬一這是聖甲蟲設下的引君入甕陷阱可怎麼辦才好！因此我們保持警覺繼續翻找，尋找片刻後依舊沒有發現蟲子的蹤影，才稍微鬆了一口氣。

在蟲子危機暫時解除後，我們迅速地幫永興洗戰鬥澡、穿衣服，目光仍不時往周遭環境來回掃視，並在心裡默默禱告，祈禱蟲子不要再回來了！

就連幫永興化妝時也是膽戰心驚，一面與臭味抗衡，一面又心繫著蟲子，

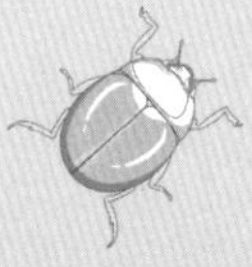

這種心情無比複雜。小馨和乙如也不失職的勇敢擔任把關任務，確保我的化妝過程能安穩結束。還好蟲子們非常給力，直到我們離開都沒再出現。

總算完成工作以後，為了避免蟲子又回來把永興的身體當成居所，於是我們用屍袋將永興嚴實地保護著，不允許牠們再靠近。

我深深長嘆了口氣，心想這一切終於結束了！臨走前我回頭望向永興孤零零被屍袋包裹著的身影，一股哀傷湧上心頭。

畢竟一條年輕的生命就這樣離開人世間，他的身影即將不存在於這個世界了，但他的家人卻因為遺體的腐臭味嚇得逃之夭夭。我想若自己是永興，心情想必也很複雜吧！

就這樣我們莫名其妙完成了這場 SPA 驚魂記，在臭味、蟲子的情感糾葛下，根本已沒了食慾，我的饒河夜市之旅也宣告泡湯。而身上揮之不去的臭味，一路跟隨我們到公司的淋浴間，直到被沐浴乳收服後才不再作怪。

「難道法醫在驗屍時都沒有發現這些蟲子的存在嗎？永興在死亡的最後一

刻看到了什麼？經歷了什麼？那些蟲子為何要跑進永興的身體裡呢？」我不敢再想下去，思緒已經被蟲子軍隊徹底打亂了。

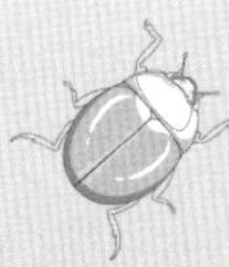

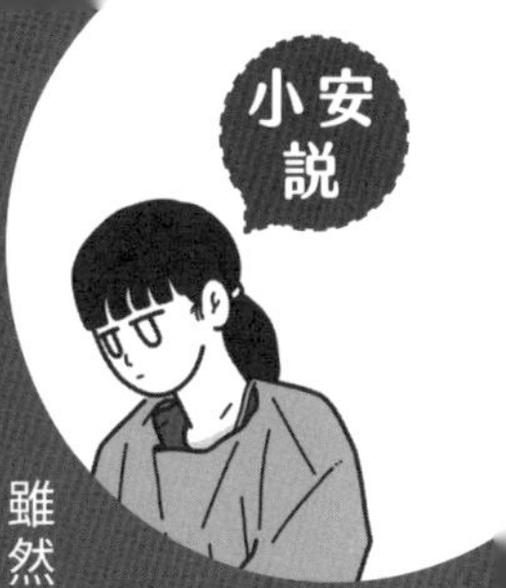

與懼怕的事共存需要強化心理素質

雖然在工作上面對各種難題時，我時常表現出無所畏懼的模樣，但事實上我怕黑且膽小怕鬼。有趣的是這與遺體爲伍的工作，我一做就是十幾年。這些年來各種遺體我沒少見過，生病的、車禍的、上吊的、長蟲的、臥軌的、空難的、腐敗的……各式各樣的遺體恐怕比我吃過的食物種類還多。儘管如此，對我而言比鬼還可怕，最讓我招架不住的，就是無敵的「屍臭味」，也是我目前爲止還無法克服的障礙。

雖然在永興事件發生的當下，我對於家屬慌忙逃跑的行爲感到不解，一種「那是妳親人耶」的想法從腦子裡跑出來。但換個角度想，就算家屬能忍住臭味留下來陪永興做 SPA 又如何呢？勢必在這個過程也無法好好緬懷往生者，也許還會被臭味熏到懷疑人生。

許多研究都顯示，嗅覺能影響高達百分之七十五的情緒，同時會存在於記憶中，並且與大腦裡的情感區域連接，間接影響人的行爲。這也可以解釋家屬爲何會受不了臭味上演大逃亡，即使是自己的親人也一樣。再說了，即使過得了臭味這關，但一旦蟲子軍團出現，肯定也會把家屬嚇得屁滾尿流。

至少沒有經歷過恐怖蟲子這一關，那永興在家屬的記憶裡仍會是帥氣的樣子。這樣想結局是不是比較美好呢？否則有極大的機會和我一樣，臭味會變成家屬一輩子的陰影。若不是職業道德使然，又有誰願意留在現場與其抗衡呢？

而蟲子又是怎麼回事？在好奇心的驅使下，我瘋狂查閱谷歌與翻找各類昆蟲書籍，渴望知道從永興身體裡竄出來，把我們嚇得花容失色，長得像聖甲蟲的蟲子軍隊究竟是何方神聖。

在翻閱資料後，我認爲蟲子具體的形象較接近一種名爲「水甲蟲」的昆蟲，也有人稱之爲「水龜蟲」。這種蟲屬於硬殼蟲，生活在有水域的環境，善於在水中物體上爬行。牠的顏色接近黑色，硬殼盔甲還會發出光澤。成蟲是吃素的，但小時候是肉食性。

令我感到好奇的是，牠們如同有意識的集體行動，排列整齊的從永興嘴裡蜂湧而出，這說來並不合乎生物的習性啊！而在我們被牠們嚇到逃離現場後，牠們又跑去哪了呢？怎麼連一隻都不剩？至少留下一隻好讓我們研究啊！有那麼一霎那這可怕的想法從我腦子一閃而過，但我很快就打消了這個念頭。我必須承認，在牠們小巧如龍眼籽的身軀下，有著讓我屈服的恐懼。

而信愷身爲禮儀師，明知道腐敗的遺體無法做SPA，但還是昧著良心接下了這個案子。「我不是故意的，是業績壓力，所以……」後續信愷是這麼說的。但事情都已經發生了，再追究也無法改變什麼，只能在這當中學到經驗，並檢討日後的因應措施。不過這種特別又恐怖的經歷一次就夠了，不會再有下次了吧……

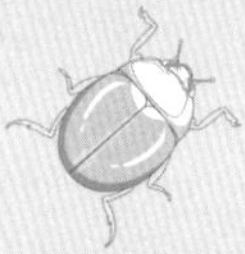

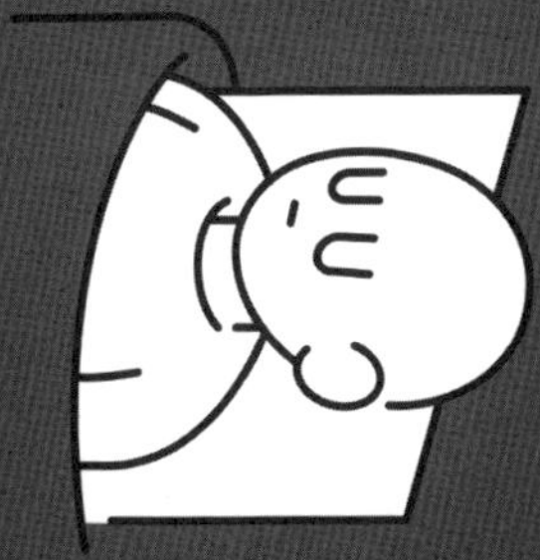

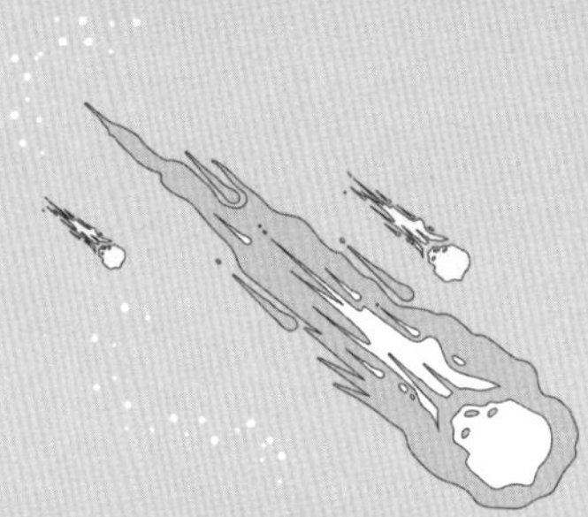

第七章

台灣之光的隕落

我相信不論從事什麼職業，大多數人都希望有一天能在自己的工作領域獲得榮耀。它可能是升遷機會，可能是來自上司的肯定、客戶的信任，或是為公司帶來一大筆訂單。這份榮耀如天空出現彩虹般，為工作閱歷添加亮眼的色彩，是值得被珍藏的特別經驗。雖然每個人獲得榮耀的形式不同，但都是一種自我鼓舞，為自己加油的方式。在某些瞬間或是低潮時刻，它還能持續激勵自己向前走。

你賺的一塊錢　不是你的一塊錢
你存的一塊錢　才是你的一塊錢
追根究柢　實事求是
點點滴滴　求其合理化

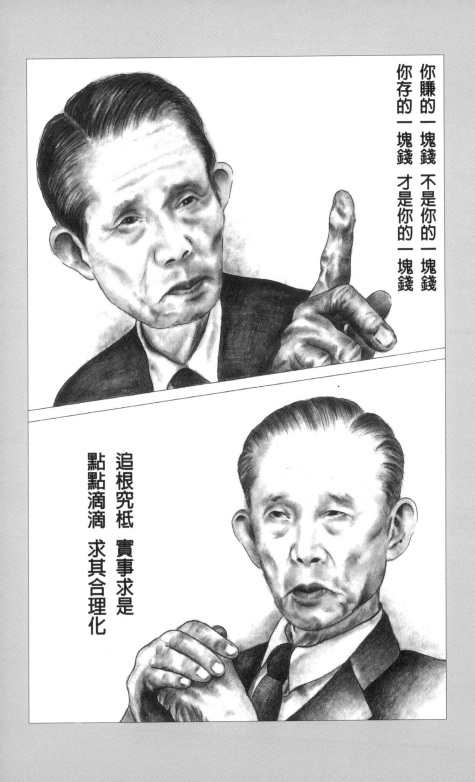

準備就緒

下午一點我出現在林口〇〇大學的活動中心外。「好大啊！這是我見過最大的活動中心吧！」我心想。同時像個沒到過大城市的鄉村姑娘般，好奇地東張西望。

活動中心周圍已經聚集了許多工作人員，我瞥見不遠處的草地上有幾位穿著 Polo 衫，衣服上印著〇〇園藝公司的人員。他們合作無間，有的鏟草皮，有的種上新草皮，甚至連巨大的樹木也被他們移除了。

我有些納悶，心想這些樹木與草皮都長得好好的，為何要大費周章剷除再種新的呢？但過沒多久，我的目光就被載滿布置用品的貨車所吸引。工作人員迅速下貨，走了一輛又來一輛，一盆盆布置用的高架花籃，還有蝴蝶蘭等鮮花

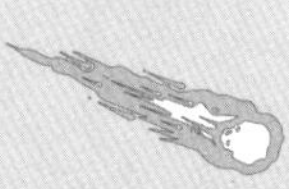

從車上被搬了下來。許多穿著白襯衫、黑西裝的男子，像總管似的引導著工作人員物品的擺放位置、動線等等。

涼爽的微風吹來，我看著眼前的景象發呆，腦子裡想著王董事長逝世的新聞報導，以及早上與經理短暫的通話內容……

「小安！台塑集團王永慶董事長在國外往生了。這消息妳知道吧？」

「嗯！我知道！新聞有報導。」

「妳今天下午如果有工作就排開，兩點左右到林口○○大學活動中心找我報到，來彩排。」

「彩排？」

「對！為明天早上迎接王董事長的靈柩做準備。」

經理沒有過多的言語，簡單扼要地傳達完消息後，不等我問個清楚便匆忙掛上電話。既然經理都這麼說了，想必是由我們公司負責王董事長的喪葬事宜！雖然我心裡還有許多疑問，但能理解他此刻必定忙得不可開交，因此一切就等到見面再說吧！

　　而尚未從王董事長逝世的震驚中回神的我，在掛上電話後，思緒複雜到了極點。「經理說的彩排究竟是什麼意思？只會化妝的我能協助什麼？」一股不順暢的氣慢慢集結，壓得我心頭發悶。我猜想自己若不是要幫王董事長化妝，也必定被賦予了重責大任。於是我帶著疑惑與忐忑不安的心情，來到這裡尋求解答……

特別任務

下午兩點，我邁開步伐往活動中心走去。活動中心裡有一些穿著黑西裝，神情嚴肅的男子來回走動並四處張望，而裡頭出現最多的是我所熟識的面孔，都是公司的高層主管與禮儀師。

要在偌大的活動中心與人群中尋找經理的身影並不容易，不過幸運的是，在一位高層主管的引導下，我很快便看見講台上經理那憔悴的身影。他孤單地站在角落，手裡拿著一份資料，低著頭且眉頭緊鎖，露出在思考什麼的表情。

我順著階梯走向講台，「經理我來了！」

他緩緩抬起頭，看著我有氣無力地說：「等我一下！」

我看見經理雙眼周圍的黑眼圈，他應該是昨天一接獲消息，便開始為王董事長的後事四處張羅，所以沒睡好吧！

我朝經理點點頭後目光望向講台下，整個活動中心就屬這裡的視野最好了！如同站在山頂上俯視群山綿延一樣，整個城市的風光一覽無遺。

「妳來！我跟妳說。」經理放下手上的資料，手腕上下擺動示意要我過去。

「經理，我要彩排什麼呢？」不等他開口，我率先提出困擾了我整個早上的疑惑。

「當然是要妳來提前準備，王董事長需要妳幫他化妝。」他回答。

雖然能猜到自己的重責大任可能是幫王董事長化妝，但聽到經理肯定的話語時，我依舊感到無法置信。

「有在聽嗎？」他見我沒反應立刻補上這句。

「經理真的是我嗎？我可以幫……王董事長化妝？」

「對，就是妳！別懷疑。」

我開心地朝經理點了點頭後隨即問：「那我要提前準備什麼呢？是拿假人

模擬化妝嗎？還是什麼呢？我不太懂。」

經理立刻瞪大布滿血絲的雙眼，口氣有些激動地說：「什麼拿假人化妝！是模擬動線。」他的臉色有些難看，表情也透露著嫌棄，大概是覺得我的想法相當愚蠢吧！

「化妝師還有動線？」我不解地繼續問。

「當然有！妳知道什麼是閱兵嗎？」

「經理是說像總統府前憲兵踢正步的樣子嗎？」

經理抿著嘴沒有立刻回答我，接著皺起眉頭像在打量什麼似的看著我，讓我一度以為自己解讀錯誤。

經理很快接著說：「這裡會布置成王董事長的靈堂，妳的部分其實很簡單，明天王董事長的靈柩會迎送到這裡來，這時妳要站在布縵後方待命。」他指著講台最左邊說。

「靈柩會從外面一直運送到這個講台上，接著停放在中間的位置。」他說。

「等靈柩安置好以後，我會先知會家屬一聲。看到我招手以後妳再出來幫王董事長化妝，所以妳在布縵後方要注意看我的手勢。對了！化妝品記得準備全新的。還有如果出來化妝，化妝箱不能用提的或拉的，要用捧的。步伐也不能像散步，要像閱兵一樣踢正步走出來。」

「什麼？捧化妝箱？踢正步？所以我要這樣嗎？」說完後我假裝捧著一個化妝箱，模仿憲兵踢正步的模樣給經理看。

「對，就是這樣。」他皮笑肉不笑地點點頭。

「還有化妝完以後，一樣要轉身捧著化妝箱踢正步回去，怎麼來就怎麼走。這樣妳懂了齁？很簡單吧！等等彩排就照這個動線走，換妳的時候我會叫妳，所以不要跑太遠讓我找不到人。」他接著說。

叮嚀完後他又緊接著說：「好了！我要去忙其他事了。」說完便匆忙往台下快步走去，不一會功夫就走出了活動中心。

「不會吧！我真的要捧著化妝箱踢正步走出去嗎？原來經理說的彩排是指

這個。雖然沒有過問捧化妝箱、踢正步的用意，但不用問也能猜到是出於對王董事長最崇高的尊重，而我只要配合公司的安排即可。但要在這麼多人面前這樣走出去難免會感到尷尬，不知道會是怎樣的場景！」我在心裡一陣嘀咕，與此同時在講台上來回踱步，企圖安撫自己那顆徬徨不安的心。

漫長的等待之路

我在靈堂內等待彩排時間的到來，雖然經理嘴上說還沒輪到我，可以隨意走動，可是他在第一時間若找不到我，肯定又要氣得跳腳了。於是我不敢走遠，見到其他主管與禮儀師也只是點點頭或打聲招呼，沒有過多的交談，全程目光幾乎都盯著台下看。

下午的靈堂有些熱鬧，花店的工作人員以白、粉蝴蝶蘭為主要元素，有效率且從容地布置著會場，其他人員則送來柏樹之類的樹木。油漆人員踩上高樓梯整理著牆面，有一些人則鋪著從靈堂內部延續到車道的紅地毯，公司的主管和禮儀師們更不時確認著流程動線。講台上也被點綴了蝴蝶蘭與鮮花，看上去簡單、莊嚴又溫馨。

而較引人矚目的是靈堂外有約三十位年輕女性，她們穿著黑色及膝裙、白色襯衫，梳著整齊的頭髮或包頭，踩著黑色跟鞋在靈堂外走來走去地排練著，看上去像是站在門口兩側的接待人員。她們聽從指令，眼睛直視前方，抬頭挺胸地踩著整齊的步伐，時而雙手交叉於腹部，時而放下，就像儀隊般整齊劃一。

看到大家專心投入各自負責的工作，那疲於奔命的身影與我無所事事的模樣形成強烈對比，我似乎成為全場最悠閒的人。

儘管看似如此，但我的腦袋也沒閒著。我所站的位置到講台中間大約有十幾米的距離，說遠不遠，說近也不近，但對一個雙手捧著近兩公斤化妝箱的人來說可就遠了。我深怕在重要時刻自己的手臂肌耐力不足，然後「碰」地讓化妝箱從手中滑落，若是這樣可就糗了！

於是我只能不斷練習，幻想著化妝箱此時正在手裡。我一遍又一遍指使著雙手上上下下，不知道反覆練習了多少次，直到有一種微微酸楚的感覺刺激著手腕才暫停動作。

看著講台周圍、台下，以及眼前的一切，明天終於要見到王董事長了！我的心裡充滿緊張與壓力，但能在他生命的最後送他一程，我感到無比榮幸。

天使與惡魔的交戰

昨日的彩排可說是相當順利，雖然從下午等到天黑讓人有些疲憊，但現場比我更累的人比比皆是。在我走後還見到工作人員辛勤地布置靈堂，因此自己也沒什麼好抱怨的。

輪到我彩排時大家都各自忙碌著，因此注意到我在講台上滑稽踢正步的人寥寥無幾，這也算是過程中值得慶幸的事。

當時耳邊不斷傳來經理的叱吒聲，「向前走！向前看！妳看台下做什麼？」而我也很識相的趕緊把頭轉回來望向前方，心裡暗自慶幸還好沒什麼人注意到我，不然他們的目光恐怕會使我更緊張。

如同經理說的，我的彩排確實簡單沒什麼技術可言，最困難的莫過於自己的過度緊張。

心裡的天使告訴我：「不就是捧化妝箱踢正步而已，這沒什麼！只要用力捧著，目光不要往台下看，平常心就好。」

可一轉身，惡魔又跑出來說：「真正重要的時刻還沒來臨，化妝箱並不輕啊！要捧到靈柩旁可不是一件容易的事喔！」

就這樣我面臨天使與惡魔輪流交戰的無奈狀態。

而另一部分的緊張來自我所服務的對象。凌晨出門時，母親不忘叮嚀我：「妳知道妳要服務的人是誰嗎？他不是普通人耶！他是台塑集團的董事長，為台灣貢獻很多。妳很有福氣，要好好表現，千萬不要丟臉啊！」母親的話正是我心裡的擔憂。

是啊！就連我母親這樣一個生活在台灣偏隅一角的中年婦女都知道他是誰，可見他的影響力非同小可。而我竟然有機會服務一個在許多人心目中如同神一般存在的人，實在相當不可思議，自然也承受了不小的壓力。

我告訴自己，不管是捧化妝箱踢正步的緊張，還是服務王董事長的壓力，
無論如何我都得克服，這份榮耀絕不能搞砸！

上場時刻

我頂著因失眠而發脹的腦袋與乾澀的眼睛，比約定的早上六點提早了一個小時報到。

靈柩預計上午便會抵達靈堂，因此許多人和我一樣早早就來做準備。大家兢兢業業於負責的工作，不敢有絲毫怠慢。公司的高階主管、禮儀師與昨日相比又出動更多人力了，幾乎動員公司三分之二的人員。

靈堂外的環境也進行了大改造，我這才明白昨天園藝人員大費周章移除樹木換上草皮的用意，視覺上有了煥然一新寬廣又舒適的感覺。同時也驚訝於工作人員的效率，才經過一夜靈堂竟已布置完成！這都要歸功於他們不眠不休的連夜趕工，才能給王董事長一個莊嚴的靈堂。

我正準備經過靈堂大門時，一位同樣穿著黑西裝，眼神冷酷，手拿著對講機像維安的男子立刻擋住了我的去路。

「小姐！請問妳有什麼事嗎？要做什麼？」男子問。

「我是要幫王董事長化妝的化妝師。」在我回答他的同時，他立刻拿起對講機呼叫另一頭的人員，詢問是否有安排一位化妝師過來。與對方通完話後，他放下如平交道柵欄的手，比了一個「請進」的動作，並給我淺淺的微笑。

「謝謝！」我說。我還是頭一次遇到戒備如此森嚴的情況，不過王董事長是何等重要的人物，有這樣的安排自然是理所當然。

還不到早上七點，靈堂外已經陸續出現追悼的人潮，警察辛苦地維持秩序，救護車和穿著白袍的醫護人員則在一旁待命。眾人神情肅穆，聚集的人也越來越多。見到如此大的陣仗，我意識到靈柩就快回來了，那股不順暢的氣頓時又湧了上來。我拍拍胸脯對自己說：「沒事的！不要緊張，平常心。」

「王董事長的靈柩回來了。」當接獲通知時，正在講台上排練步伐的我有些措手不及，立刻放下手邊的化妝箱，快步往台下走去，並且站在一個能清楚看到靈堂外的地方。

昨日那三十來位年輕女子已在靈堂外列隊等候，她們分別站在左右兩側恭迎靈柩的到來。裝著王董事長大體的是一具碩大且厚實的銅棺，重量想必不輕。在司儀喊著「恭扶靈柩」後，有八位穿著西裝戴白手套的抬棺人員，小心翼翼地把靈柩從靈車上搬運下來。在司儀的口令引導下，他們走在紅地毯上，一步步抬著靈柩往靈堂內移動。一旁家屬難掩悲傷的哭泣，並跪在地上向靈柩磕頭，捧著牌位與遺照的家屬則跟在後方。

此時記者及攝影機蜂擁而上，捕捉這歷史上受人矚目的一刻，走道兩側聚集的民眾則頻頻拭淚。見到這景象，我趕緊回到講台上待命。隨著靈柩移動到靈堂內，媒體記者也被擋在門口無法進入。

當師父在講台上安置好靈柩後，蓋子隨即被打開。家屬圍在旁邊看著王董事長的遺容傷心哭泣，我則在布縵後方緊張的不時捏一捏大腿，藉此提醒自己保持冷靜。同時經理上前與家屬交談，應該是在知會化妝的事。

不一會經理朝我看，並上下揮動他的手，我立刻明白上場的時刻到了！

第一次接觸

拿起身邊的化妝箱，我將它像寶貝似的捧在手心上。當步伐跨出去的那一刻，我的雙腳僵硬且腦海一片空白，胃裡也不知道有什麼東西在翻攪似的，瞬間不舒服起來。

我的目光不敢往講台下看，因為不知道有多少雙眼睛正注視著我。因此只能盯著前方靈柩的蓋子看，就連家屬們我也不敢與他們對上眼，以免方寸大亂。這與彩排是截然不同的兩種心情啊！

「左腳、右腳、左腳、右腳。」我數著拍子，小心翼翼地踩著僵硬的步伐，緩慢朝靈柩前進。捧著近兩公斤的化妝箱，就像有個大鐵塊壓在手掌上，讓我相當吃不消，指頭只好像要狠狠插進化妝箱似的緊緊扣著。每走一步路，都感覺有人在上面加鐵塊，讓我的雙手抖得更厲害，額頭瘋狂冒出的汗珠也一滴滴落下。

我雙手往後一伸，夾緊腋下用力撐著。就在快要抵達靈柩而我也快撐不住時，所有家屬有默契地讓出一個位子，於是我迅速跨大腳步將化妝箱放了下來。那一瞬間我鬆了一口氣，可也嚇出一身冷汗，總算是有驚無險的抵達了。

還沒高興太久我便意識到自己的雙手瘋狂抖個不停，我不知道是排練時捧化妝箱的時間過久，還是太緊張所造成的。

就在此刻經理告訴家屬：「她是準備幫王董事長整理遺容的化妝師，有任何要求都可以跟她說。」

聽見經理的話後，我深深吸了口氣，立刻挺直腰桿對為數眾多的家屬點了點頭，並轉頭看向躺在靈柩裡的王董事長。

我目不轉睛地看著他，真的是他，真真切切就在我面前，這不是夢！這一刻我激動到想落淚，同時也驚訝於他安詳的面容沒有一點變化，和電視上簡直一模一樣，彷彿只是累了閉上眼睛躺著休息而已。當然這要歸功於國外的防腐技術，實在無可挑剔。

此時經理注意到看著王董事長入神的我一動也不動，於是走到我身邊碰了一下我的手肘，我瞬間回神並詢問家屬：「各位家人我現在準備幫王董事長化妝了喔，請問希望妝容呈現什麼感覺呢？還有頭髮想如何整理呢？」

「自然一點。」

「淡妝就好，他的人很樸實。」

「頭髮像西裝頭一樣側旁分，往後梳整齊，不能有頭髮翹起來。」部分家屬用台語跟我說出他們的想法，其他家屬則有的點點頭，有的頻頻拭淚沒有表示意見。

我克制住心裡的那份激動，抬起頭看著家屬。「好的，沒問題！如果有什麼問題隨時都可以提出來。」說完後我便蹲了下去，打開化妝箱開始準備，可是雙手依舊抖個不停……

「怎麼辦才好？一直發抖，好緊張喔！粉底打完以後手應該就不抖了吧？冷靜！冷靜！」在安撫完自己後，我帶著五味雜陳的心情拿起粉撲，展開與王董事長的第一次接觸。

永恆的神話

在我化妝的這段期間，家屬一直在一旁陪伴著王董事長，耳邊也不時傳來他們不捨的哭泣聲。這份愛丈夫、愛父親的真情流露，使我不敢看他們，怕自己也會跟著難過。同時我也在腦海裡搜尋對王董事長的記憶，想到他對台灣的貢獻，為許多企業立下了典範。若沒有他的推動，早期台灣工業或許就無法推向國際，因此在台灣的發展史上他可說是功不可沒。

他的精神與事蹟不斷塞滿我的腦海，隨即我感覺眼眶有一股溫熱的液體流下來，這才意識到自己還是克制不住的落淚了。我用手肘抹了一下眼淚，並告訴自己在這個場合不能失控，要穩住不能分心。

深呼吸調整好情緒後，我放下手上的粉撲，接著拿起眉筆。與此同時，我發現自己的手實在抖得很厲害，但還是只能硬著頭皮繼續動作。然而當眉筆靠近王董事長的眉頭時，不知道怎麼搞的，竟調皮的在眉毛上畫出一條細小的毛毛蟲！

見到此狀我瞬間清醒，嚇到冷汗直流，趕緊拿出粉撲在上面按壓。按壓幾下後，小毛毛蟲便消失了，而這一連串的俐落動作自然沒引起家屬的注意。

再次深呼吸後，我拿起粉撲輕拍王董事長的臉龐，緩和一下自己緊張的情緒，直到聽不見撲通撲通飛快的心跳聲後，才再次拿起眉筆。還好這次沒讓自己失望，我成功地畫出了平順的眉型，這才頓時鬆了口氣。

「妳很緊張齁！」其中一位女性家屬突然問我，我只能尷尬地點頭微笑。

「妳不要看王董事長好像很嚴肅，他人其實相當好。妳不要緊張，慢慢來就好。」

「是啊！他人真的很好。」另一名女性家屬附和著，同時用不捨的神情望著王董事長，其他家人也紛紛點頭表示認同。

不知道該回答什麼的我，只能朝著家屬點頭微笑，並轉頭繼續為王董事長的嘴唇加上淡淡的唇彩。

原來我自以為家屬感覺不出的情緒，在他們面前其實無所遁形。但他們完全沒有因為是王董事長的家眷就特別高傲或為難我，反倒體貼地安撫著我，讓我感到十分溫暖。

也不知道是不是他們的安撫起了作用，但我緊張的情緒確實漸漸緩和，也順利完成妝容。最後梳好王董事長的頭髮後，我轉過頭問家屬：「妝這樣可以嗎？頭髮這樣行嗎？有需要調整的地方嗎？」

「這樣可以，很好！非常安詳。」家屬說。

當家屬確認完妝，並說了一句「謝謝化妝師」後，我看向經理，他的眼神示意我可以退下了。告別家屬後，我捧起化妝箱然後和走來時一樣踢著正步走向布縵。

淚水、悲慟的神情，並複誦著往生者生前的種種。面對親人的死亡不管是名人還是一般人，都說著同樣的話，流著同樣的淚，悲傷是沒有區別的。這也讓我更相信世界上唯有愛沒有貴賤之分，唯有愛能跨越生死。逝世的人將會帶著親人的愛與祝福，踏上新的旅程。

退到布縵後方，我回頭望向那碩大的靈柩，裡面躺著的是對台灣影響很深的偉大企業家，同時也是思想家與夢想家。在沒有病痛下，他安然走完九十二年歲月，過去的叱吒風雲也在最後一刻落幕，成為過眼雲煙。他從貧苦的農村子弟到堅守信念創立企業王國，成為許多人景仰的對象。這份嚴以律己下的奇蹟會永遠在我心中，他的精神也將繼續傳承下去。

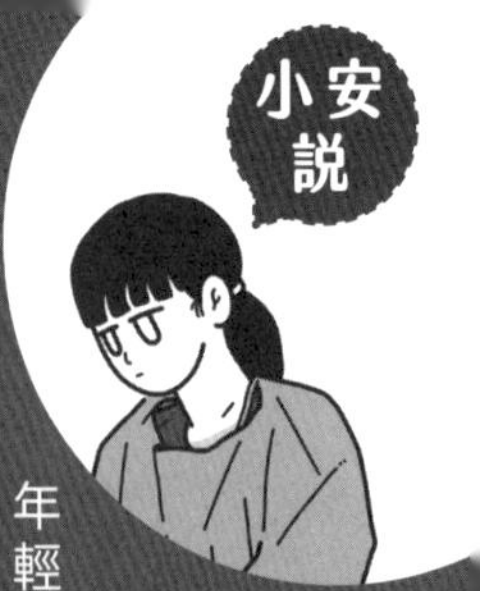

感念永恆的精神

年輕時我常透過電視小小的螢幕仰望著王董事長，對我而言他是如此的遙不可及。我從未奢求自己可以在有生之年與他見上一面，能在電視上看到他，我就已經滿足了。

那日受到幸運之神眷顧的我，竟然能近距離觸摸到他安詳的面容，成爲除了家屬之外少數能光明正大與他接觸的人。雖然他在螢光幕前充滿睿智的模樣已不復存在，取而代之的是一位靜靜躺著休息的慈祥爺爺。

我幸運的從家屬口裡認識私底下的他，在退去光環後，和一般人一樣也是爲人夫、爲人父，也有著望子成龍、望女成鳳的心情，這讓我覺得自己與他的距離其實並不遠。

雖然不捨他的離去，但能在他生命消逝的最後一刻妝點他的面容，我感到與有榮焉，這一切只有上帝知道我有多感恩與激動。

事隔多年雖然對於部分回憶有些模糊，但慶幸自己還保有大部分的重要記憶，讓我能記錄下與他相遇的故事，以此表達我對他最崇敬的思念。

在一個禮拜後舉行的移棺入殮儀式上，因爲沒有掉妝，我也僅匆匆一瞥他的尊容後便功成身退。雖然無法再一次與王董事長道別，但這仍是我心裡值得感念的片刻。

王董事長對於台灣的貢獻，是一段永遠無法抹滅的歷史。他所傳遞的精神不會隨著死亡而消逝，他的人生態度與創業哲學讓很多人受到啟發，直到今日仍是許多成功企業永續經營的眞諦。而他，就代表了永恆的精神。

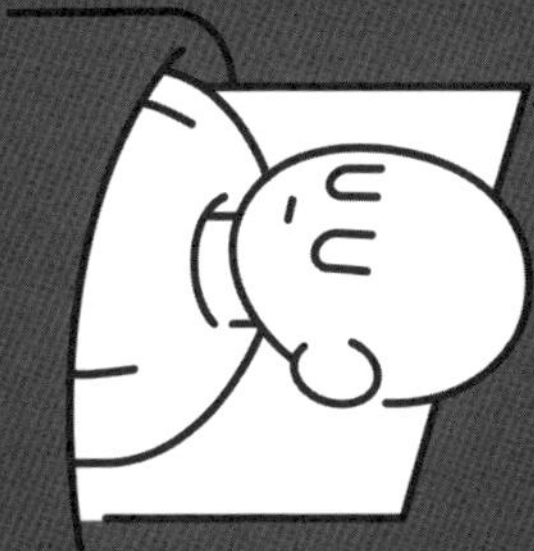

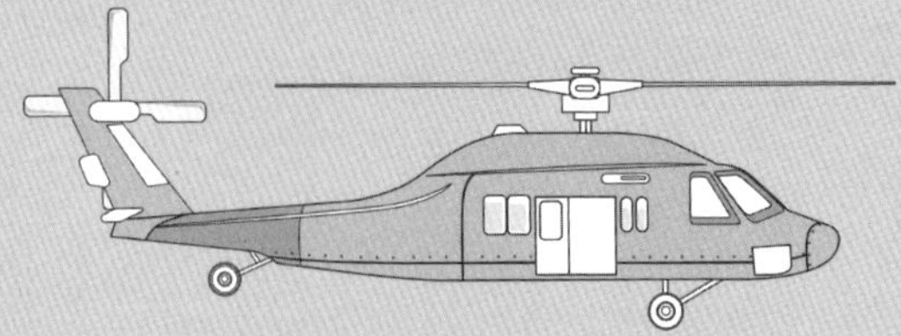

特別收錄

黑鷹空難事件前線工作記錄

一場空難粉碎多少家庭的天倫之樂

一場不為人知與時間極限對抗的大體修復師傳奇記錄

背負著期待與壓力

未曾揭露的真相即將揭開真實的大體修復世界……

人生落幕

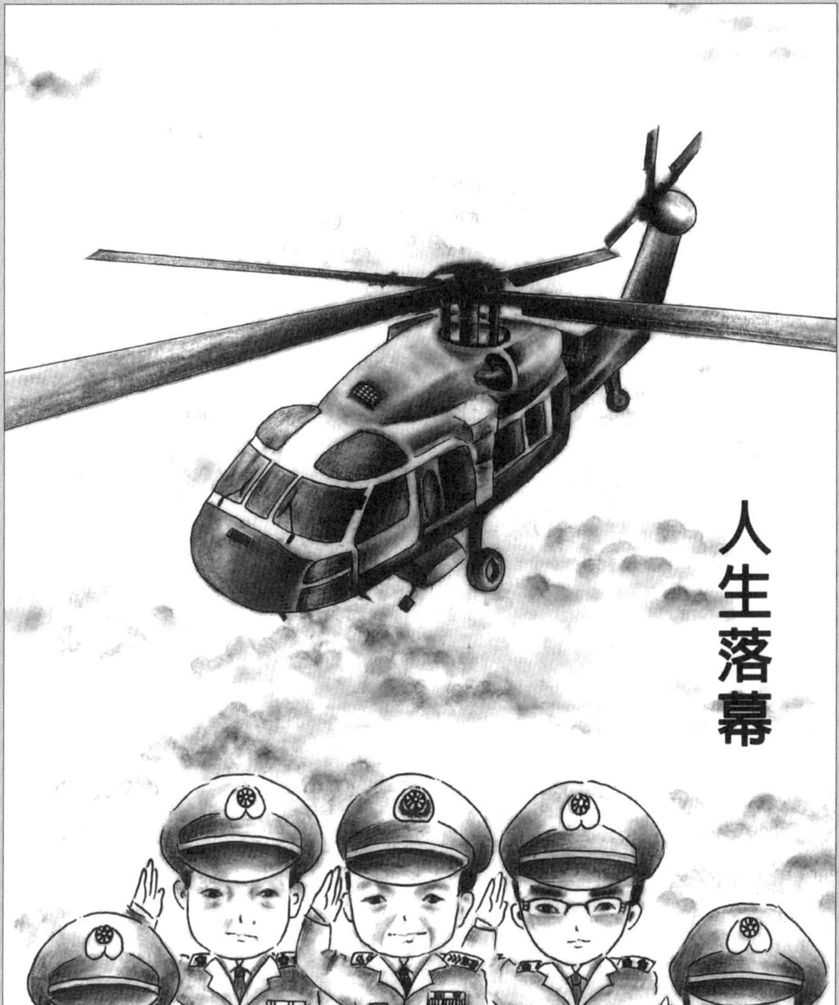

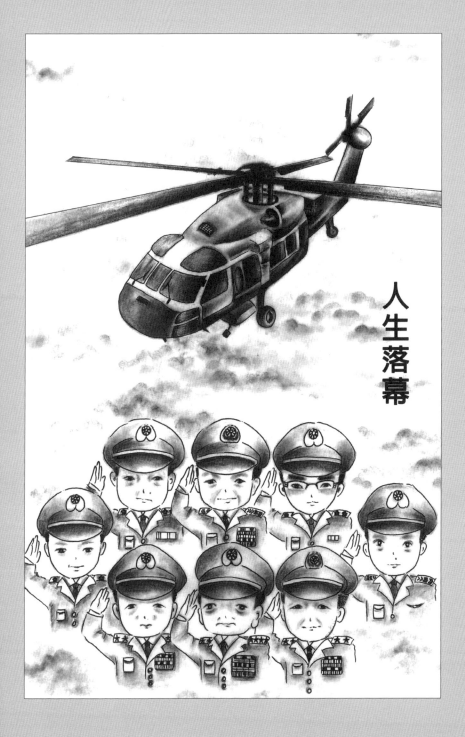

二〇二〇年元月二日，一架黑鷹直升機飛往宜蘭縣蘇澳鎮，參加春節慰勉行程。早上從台北市松山空軍基地起飛，機上一共十三人。起飛後不久，只見擋風玻璃外的世界雲霧繚繞，形成一片白茫茫的景象。

濃霧漸漸遮住了天空，讓人看不清楚前方有什麼，握在軍人手裡的操控桿也變得不真實。機長即時做了飛行高度調整，並與塔台保持密切聯繫，他不時往玻璃窗外望去，試圖脫離這巨大白牆帶來的不安全感。

這時擋風玻璃隱約透出樹木模糊的身影，讓軍人們意識到離山林太近了！與此同時，離地面最近的機腹與樹木磨擦，發出尖銳的聲響，機身也猛烈地晃動著。

突如其來的狀況讓軍人們還來不及反應發生什麼事，機艙就陷入一片黑暗。平時訓練有素的他們下意識趕緊低頭，將下巴緊靠在胸部，並用雙手保護頭部與頸部。

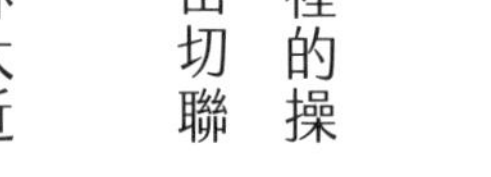

此時直升機的機腹偏右重擊觸地，發出「砰——砰——砰——」如音爆般足以穿破耳膜的巨響。接著機身彈起後又再次重觸地滑行，造成機腹重創凹陷，將部分軍人的小腿脛骨硬生生折斷了。鮮血如噴泉般湧出，現場哀號聲四起。

直升機以時速約兩百公里的速度繼續滑行，機體在極短時間內又撞擊突起的山坡，彈起後便往山谷下劇烈翻滾。這時機體已嚴重扭曲變形，直升機的零件也紛紛脫落。

所有軍人受困於變形的機艙裡動彈不得，臉部、身體與四肢都遭受不同程度的損傷，他們正面對著死亡前的恐懼。不知道過了多久，機身經過無數次翻滾後總算停了下來，直升機在短短幾分鐘內變成了巨型廢鐵，場面讓人不忍直視。

不知道從何處傳出了微弱的呼救聲，但慢慢的聲音也消失在偌大的山林裡……

◆新聞快訊一

一架黑鷹救護隊直升機計劃飛往宜蘭東澳，執行春節慰勉行程。飛機從台北的松山空軍基地出發，一月二日上午因不明原因迫降於新北市烏來山區，機上一共有十三名高階軍人。

◆新聞快訊二

國防部下午宣布，目前已證實八死五生還。這次空難成為台灣有史以來專機失事中殉職將領軍階最高的記錄，傷者用擔架等方式運送下山至醫院治療，罹難者則於晚間十點十五分送往醫院往生室。

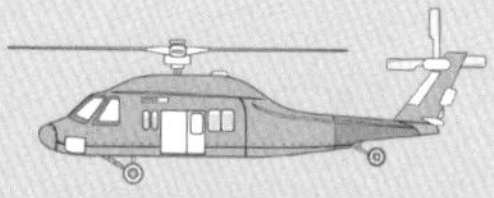

空難

這天晚上往生室異常吵雜，待在助念室裡的我們，聽見外頭車輛來來往往和許多人交談的聲音。各種聲音夾雜在一起，有種慌亂又吵鬧的感覺，不由得令人好奇外頭發生什麼事！

「都這麼晚了，外面發生什麼事了？」阿英低著頭，一邊消毒手裡剛使用過的化妝品一邊說。

「對呀，奇怪！還是今天往生的人特別多？可能大家都忙著接體吧，自然比較吵一些。」我說完同時往門口走去，準備開門一探究竟。

恬兒從外頭慌慌張張地開門跑進來說：「出事了！出事了！」我差一點直接撞上她。

「出什麼事了？」我問。

「發生空難了！」她上氣不接下氣地說。

「發生空難？什麼時候的事？」我驚訝地看著她問。

阿英也停止手上的工作，抬起頭望著恬兒說：「怎麼會……」

恬兒面露驚恐並指著外頭說：「就冰櫃區啊！送來很多具遺體，阿瑋禮儀師說是今天早上發生的空難，而且全都是軍人！」

我好奇地立刻開門朝外面望出去，這裡是台北市內湖有名的國軍醫院，平日人煙寥寥無幾。畢竟我所在的位置是醫院的往生室，若沒什麼特別的事發生，自然不會有人想來這裡走動，但現在眼前所見的情形很不尋常。

已經晚上十點多了，往生室仍是一陣慌亂。警察難得出現在這裡，成群的禮儀師、禮儀助理看起來都相當忙碌，有的交頭接耳，有的來回走動，有的用跑的，有的在講電話。還有從地檢署車輛下車的人員，我猜應該是法醫或檢察官之類。

不管從他們的表情或行動，依照這慌忙的程度來看，估計大家對發生的事心裡都還沒個底，這時候若上前詢問相關細節好像有些不妥。反正這麼嚴重的事情新聞一定會報導，我又何需急於一時呢？因此還是先不要打擾禮儀師，等大家都忙完再說吧！於是我退後一步默默地把門關上。

忙了一整天回到家洗完澡後，我站在陽台仰望著被黑布遮擋的天空。已經凌晨兩點了，我卻沒有絲毫睡意。腦袋就像摩天輪似的轉個不停，同時還有台巨大的傳真機「唧唧唧」地不停往裡面傳送資料。

「直升機已經變成一堆廢鐵了，不知道會在軍人們身上留下什麼樣的傷口？頭破了嗎？身體還好嗎？臉呢？手呢？腿呢？若新聞報導的訊息無誤，直升機應該沒有爆炸起火，這是值得慶幸的事，否則恐怕想修復都無從修起。家屬一定很難接受，今晚除了家屬、禮儀人員外，想必國防部、警察等相關人員，至少上百人也都難以入眠吧！」想想我並不孤單。

除了擔心遺體狀況與家屬心情外，另一方面則是因為這次空難軍人的遺體送到我們簽約的往生室，而我又是最資深的化妝師，因此有極高的機會將由我負責修復。這種即將承接重責大任的壓力，讓我焦慮到躺在床上輾轉難眠。當第一道曙光照進我的眼裡時，我知道自己必須帶著一整夜沒睡而發脹的腦袋去上班了。

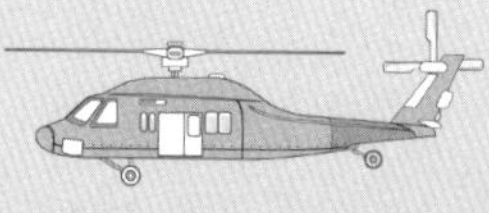

壓力

事件發生後，來自同業的關心電話明顯比往常更多。他們好像會通靈似的，不知道從哪來的消息，都認為由我負責修復的機會很高，另一方面也有意無意想打聽遺體損傷的狀況。

「這次的空難修復應該會由妳接手吧！」

「遺體傷得很嚴重嗎？應該會給妳接吧！」

「妳打算如何修復呢？」

對於他們平時沒在聯絡，現在卻突然打電話給我的行為，我感到有些莫名其妙。到底是出自好奇，還是關心、八卦？這就不得而知了。

「不清楚目前還沒通知！」

「不知道，還沒見到遺體呢！」除此之外我想不到更好的回應了。

空難後第二天，「小安妳看到新聞了嗎？」禮儀師小陳來電詢問，我心想該來的終於來了。

「嗯，我看到了！」我冷靜地回他，努力隱藏內心波濤洶湧的情緒。

「這些軍人都要做遺體修復，可能要麻煩妳今天有空來單位看一下七位軍人的遺體狀況，並且回覆預計完成的時間與進度，我明天要跟家屬和軍方開會回報。」

「不是八位嗎？」我問。

「一位在出事當天已經由家屬接走了，所以只有七位要修復。」小陳說。

「嗯，好的，我知道了。」

掛上電話後，這兩天懸在心裡的巨石總算落了地。此刻我才真正感覺到壓力瞬間爆表的滋味，讓我突然想逃走，就像一隻被黃鼠狼緊追的兔子，驚慌失措的想找個地方躲起來。

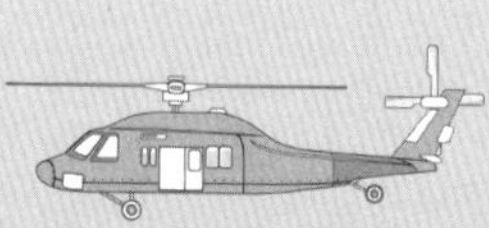

雖然十多年的歲月裡，已累積不少極具挑戰的遺體修復經驗。但想到要幫空難遺體做修復，尤其是「臉部修復」，仍讓我感到有些惶恐。這是一件不容易做好，且很難讓家屬滿意的事。

若把臉部修復比喻成房屋經歷地震後的重建過程，那麼可以想像成在中度地震後，若房屋只是屋頂缺了一塊，或是牆面崩裂、門歪了，我仍然可以依循它原有的樣貌，結合多年來模仿、修繕、雕塑的經驗進行拼湊，把這間房子修到不著痕跡，彷彿地震沒來過，這是我的強項。

但倘若這間房屋不幸經歷像九二一那種強烈地震的摧殘，梁柱倒塌、牆面崩裂，家具也變成一堆廢棄物，整個房體慘不忍睹，已經無法從外觀上判斷先前的樣貌。那就算有原本房屋的照片，也無法重建到和原來一模一樣。

臉部修復難嗎？老實說真的很難。建築物本身是個形體，人體亦然，所以即便有照片也於事無補。因為照片是平面的，無法從中判斷臉部的大小、長度、寬度、立體度……最重要的是，我並不認識照片裡的死者，因此無法憑藉單方面的想像與死者產生連結，要重建出完全一模一樣的面容幾乎是不可能的。這可是嚴重的結構損壞啊！也是遺體修復最難的地方。就算好不容易重建完成，但認定「像不像」的決定權在家屬手上，因此必須事先與家屬溝通，避免過多的期待帶來失望。

而這次空難的軍人是歷年來官階最高的，他們的身分特殊，不得不說我的心理壓力確實和以往不同。然而就像電影《不可能的任務》一樣，無論任務再怎麼困難，承受的壓力再怎麼大，都只能做好萬全準備並全力以赴。

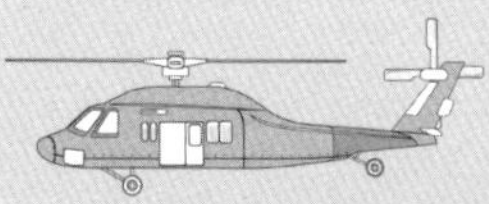

罹難的軍人

一月四日下午三點，出發前我們先上網蒐集了空難失事的相關報導，對軍人們的座位進行修復編號。

「我們要出發了！」我拿起背包對恬兒、阿孟說。

公務車往台北市內湖國軍醫院往生室的方向開，聽著恬兒與阿孟在聊天，有一度感覺這個世界好像與我無關。我聽不清楚她們在說些什麼，看著車窗外也搞不清楚錯失了哪些景色，那種沉重的心情，使得空氣都像是灰色的。

雖然已做好準備，但真正要面對時，還是需要心理調適。遺體修復本身是件大工程，尤其這一次一共有七位高級軍士官，這是我從沒經歷過的。除了融會貫通發揮所學的技能外，還需要臨場經驗判斷與團隊默契，這些缺一不可。

「小安老師，不知道遺體損傷的程度嚴不嚴重，我們還有原本家屬預訂好的SPA服務，現在又多了軍人的遺體修復，這樣有時間嗎？」恬兒轉頭問坐在後座的我。

「我們還是先看完軍人的遺體後再來頭疼吧！也許情況沒有想像中嚴重。」我微笑地說，語氣中安慰她們的成分居多。我猜她們一定覺得對見過大風大浪的我來說這沒什麼吧，殊不知我的內心早已沸騰。

下車後我的兩位夥伴快步往冰櫃區走去，關上車門後，我站在車子旁邊遲遲沒有邁開步伐。眼前是一個有著寬敞空間的涵洞車道，左右兩側分別各有三間提供家屬助念、祝禱的場所，冰櫃區就在涵洞旁的一處角落。

我隨後跟上並打開冰櫃區的大門，首先見到的是張大嘴的恬兒，她像木頭般愣愣地傻在原地一動也不動，一種半痴呆的錯愕表情浮現在她的臉上。她搖了搖頭看著我問：「這要怎麼修復？」

還沒看到遺體，我便被她的表情搞得很緊張。但我盡量保持冷靜，因為這

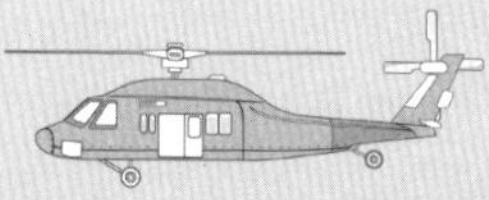

時絕對不能表現出慌亂，如果我亂了，大家也會跟著不安。

望向屍袋的那一霎那，我了解恬兒臉上為何會露出驚訝的表情，這一具編號A3的軍人遺體讓我非常震驚。他的臉骨嚴重碎裂、小腿脛骨斷裂，還有三處八到十公分的傷口，五官也幾乎都被撞扁了。儘管已見過各式各樣的遺體狀況，但A3的嚴重程度絕對排名在前五名之內。值得一提的是，我的前五名中有三位都是空難造成的，另外兩位則是嚴重車禍的往生者。

阿孟拿出事先準備好的紙筆說：「那我開始記錄了喔！」鎮定的口氣顯得有些不自然。

「那再麻煩妳仔細記錄軍人們的受傷部位與傷口大小。」我對阿孟說。

「沒事，沒事的！我們繼續看。」我接著安慰恬兒。

看過編號B1、B3的軍人遺體後，大家似乎都鬆了口氣，表情也沒那麼緊繃。B1、B3的臉上布滿許多小傷痕，主要傷口幾乎都集中在下半身，小腿分別有幾處三到七公分的開放性傷口，臉部則較輕微，這對我們來說難度相對低一些。

阿孟忙碌的一會在遺體損傷處拍照，一會在本子上記錄每一具遺體的損傷部位，如此做法可以讓大家在之後討論時有個修復參考的依據。

接著編號A1、B2的軍人遺體引起我們一陣討論，「A1臉部僅有些微小的傷口，右手肘骨斷裂，身上比較大的傷口從右膝蓋延伸到小腿約二十五公分，深可見骨，左小腿也有一道直徑約五公分的傷口。B2的臉部狀況蠻完整的，下半身的小腿脛骨幾乎都斷裂在裡面，外觀看起來並沒有太大的傷口。」我說。

「奇怪！A1坐的位子離A3很近，怎麼受傷程度差這麼多？」恬兒問。

「對耶！這究竟是怎麼造成的呢？」我也自問。

阿孟接著說：「飛行的速度這麼快，撞擊力道一定很猛烈，還是A3是被拋飛出去的呢？」

「其實我也有同樣看法。」我表示。

再來我們打開了編號A2、A4的屍袋，我內心一沉，阿孟與恬兒則「哇嗚！哇嗚！」地驚呼連連。

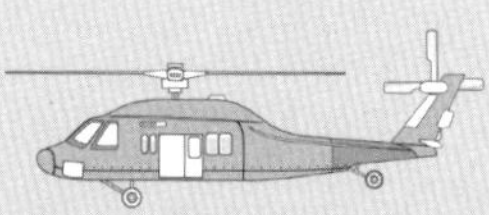

「A2的右腿從膝蓋以下到小腿脛骨都斷裂了，有一道十公分左右的傷口，額頭也嚴重損傷，已經凹陷變形。A4的頭頂最嚴重，頭骨碎裂且腦漿已噴發在外，傷口估計有二十公分長。這是在什麼情況下造成的啊？怎麼這麼嚴重！頭都破了，腦漿也流出來了！」這回換阿孟這位淡定女王淡定不起來了。

「有可能也是被拋飛出去，或是受到什麼撞擊，這兩位軍人的遺體損傷程度歸類跟A3的嚴重等級一樣。」我轉頭跟阿孟說。儘管語氣淡定，但我的內心其實非常焦慮不安，只是掩飾得很好，自然沒有被恬兒與阿孟發現。

檢視的過程，我們隨著罹難軍人遺體損傷的嚴重程度，心情也跟著洗三溫暖般忽冷忽熱。

經歷了三溫暖的洗禮後，我們走出冰櫃區，「有想法嗎？」阿孟問我。

我對她微笑，拿起熱美式喝了一口說：「目前還沒有，我需要思考一下。」

「他們身上都是泥土還有葉子，看了好難過，他們斷氣前一定很痛苦。」嚇到好一陣子說不出話的恬兒慢慢回神後說。

「所以到時也要幫他們把身體擦拭乾淨。」我說。

恬兒朝我點頭，阿孟則一隻手搔著下巴，像在思考似的自言自語：「傷這麼重，我們可以怎麼修復呢？」

我放下手裡的咖啡，看著兩位夥伴說：「這絕對不是一件容易的事，當然這個艱巨的工程我無法一人獨立完成，需要團隊的同心合作。給我一點時間思考，我再找大家一起討論好嗎？」

「好的！」阿孟回。

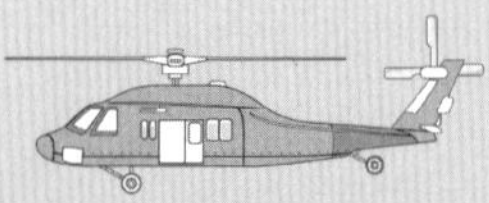

戰前會議

修復前三天，我們利用下班時間，進行了兩個小時左右的遺體修復討論。阿孟把記錄下來的軍人遺體狀況、受傷部位照片，製作成各自的人體創傷位置圖並列印出來。她分得非常細，讓人看了一目了然，同時她也把禮儀師提供的遺照分給大家，作為修復時的比對參考。

我們九位女生坐在辦公室會議桌前開始進入討論。我率先說：「我想大家應該都有心理準備，這次我們接了非同小可的任務。八位軍人出任務的時候意外殉職了，其中一位已經被家人接回南部，因此還有七位需要修復。我看了SPA案件的狀況，行程幾乎滿檔，所以能運用的人員與時間都非常有限。我估算我們只有兩天的空檔，每天大約也只能花六個小時在修復上，也就是總共十二小時要完成所有軍人的修復。」

原本臉上沒什麼表情的阿羚，瞬間如同受到什麼刺激似的，眼睛瞪得斗大說：「什麼！十二小時！哇靠，我們要變神了嗎？」

如同阿羚說的，十二小時要完成七位軍人的修復，聽起來相當不可思議，但這是經過各方面評估所得出的結果。軍人遺體無法承受長時間退冰，他們身上的傷口會讓腐敗速度加快，若遺體出現腐敗的話，後續處理會更加麻煩。況且修復是相當耗費體力的，能集中精神的時間短暫，因此我們只能選擇與時間競賽，必須動作迅速、聚精會神地完成修復。

我接著說：「雖然是一場硬戰，但我們已充分掌握遺體的損傷狀況，也做足準備。而且我們這群化妝師個個都經驗豐富並非新手，團隊默契也是鮮少人可以比擬的，我對大家有信心。」

阿羚搔了搔頭皮擔心地問：「如果我們在六小時內無法完成呢？那該怎麼辦？總不能當天沒修復完又送回冰櫃，隔天退冰再繼續修復吧！畢竟遺體無法反覆退冰又回冰，這樣會更快腐壞。」

阿孟出聲說：「我覺得我們沒問題耶！大家全力以赴集中火力，當天一定要完成。」

「沒錯！我們一定能在時間內完成。」小短說。

「我也相信大家沒問題，依照我們的實力，一定能共同完成這個艱難的任務。我們分工合作，沒問題的。」在我說完後，我見到阿羚臉上自信的微笑。我想她心裡其實也有底，認為我們一定做得到，她會這樣問我不外乎是要讓大家對這次的任務更有信心。

「我們可以的，我們是無敵女金剛耶！」大家全笑了，阿英的神來一語稍微緩解了當下凝重的氣氛。

「小安老師，那我們何時開始做修復呢？」小短接著問。

「預計三天後，也就是大後天。」我回答。

接著我開始向大家說明人員分配，以及討論遺體傷口的修復。我拿起人體創傷位置圖，示意大家邊看邊討論。

「這次我們要修復的軍人們有個共通點，就是頭部以下受傷的位置大同小異，幾乎都傷在手肘與小腿。每一位軍人的小腿脛骨都斷裂了，差別在於傷口的大小與多寡，有的斷在裡面，有的則是開放性傷口，大家看手上的創傷位置圖就能注意到了。可能是墜毀的當下軍人們還坐在位子上，由上往下撞擊的力道過於猛烈，以至於他們的小腿脛骨在那個瞬間都斷掉了。但他們臉部的損傷程度差異很大，另外所有軍人的雙手都交叉在胸前，也許是一種保護頭部的反射動作，因此全身肌肉都非常緊繃，到時要先花點時間幫他們的手肘做按摩，否則會不好穿衣服。」

「幫軍人沐浴跟穿衣也包含在六小時內對嗎？」阿英問。

「是的！」我說。

「哇，那我們的時間真的很趕耶！」小短睜大雙眼說。

我朝她微笑，「對啊！剛好看看我們這群無敵女金剛能發揮多少實力。」

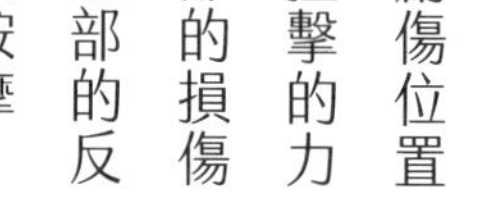

大家笑出聲。

我接著說：「我們先討論流程與修復該如何進行，再做人員分配。這兩天大致上先把軍人身體損傷的部分修復好，然後大家再一起清潔軍人的身體。斷裂的手肘與腿部用彈性繃帶固定住，穿上軍服後，再做臉部修復。身體與手肘我想大家沒問題，重點在於臉部。」

「對啊！臉部的修復才是重點，也是最困難的。」阿英說。

我朝阿英點頭後又接著說：「是啊！所以接下來我要做人員分配了。軍人損傷的狀況在創傷位置圖上有清楚的標示，我就不再闡述，有問題可以直接提出。第一天有我、阿孟、恬兒，A1由阿孟負責，B1、B3由我負責，B2則由恬兒負責。第二天修復損傷最嚴重的A2、A3、A4，這天我們兩人一組，第一組A2由阿孟與阿英負責，第二組A3由我與小短負責，第三組A4就交給阿羚與恬兒。」

說完後，小短好奇地問我A3的臉部預計如何修復，於是我對大家稍作修復說明。「A3的臉傷得最嚴重，光傷口預估就有十幾處，幾乎沒有完整的部位。

一般來説這若要做到完美，就必須把臉皮與骨骼分開，對臉骨進行拼接，就像拼圖一樣。但是以A3損傷的程度來看，若要拼接風險很高，耗時也會相當長，也許要十幾個小時以上。考慮到遺體現在的狀況，我會以不破壞現有樣貌為主，用內部填充的方式把臉部骨頭撐起來，然後再縫合傷口，外表的傷口則用皮膚蠟修飾上妝。」

「做了這麼久還是覺得修復好難！」小短嘆了口氣説。

「確實不容易，要結合許多技能。第二天很重要，要保持最佳狀態，請大家沒事就早點睡。」

「好的，沒問題！」恬兒回我。

「沒問題！」其他人接續回應。

我喝點水後繼續説：「第三天我們會輕鬆一點，這天是幾位軍人入殮的日子，所以我們要進行所有軍人的補妝，由我、阿孟、小短負責。」

我看了看大家後接著問：「討論到這大家有什麼問題嗎？」

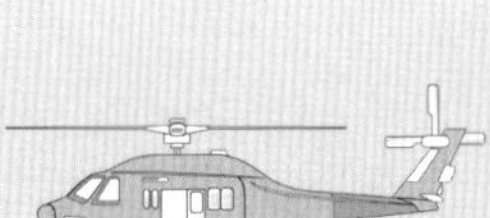

「軍人的衣服可能要加大，因為撞擊的關係他們的身體都腫脹了。對了！還有鞋子也要加大。另外我們要看一下修復的材料夠不夠，是否還需要再添購。」阿孟說。

「他們的身體、頭髮上都有好多血，還有泥土跟葉子，我們也要花一點時間幫他們擦乾淨。」恬兒神情黯淡地說。她顯然很在意這一點，因為她提了不只一次了。

「再麻煩大家盡可能將軍人們打理乾淨，讓他們可以乾乾淨淨地走完人生的最後一程。軍人的衣服再麻煩阿羚去跟小陳確認，阿英負責修復材料的評估與購買。」我說。

「好的！」阿羚回答。

「阿英收到！」

「大家是否有其他問題？」我繼續詢問。

「沒有！」大家異口同聲地回答。

維維、乙如、小馨三位夥伴因為要執行 SPA 業務所以無法參與，但她們也暖心地呼喊：「大家加油！」

「我們會加油的！」恬兒回應。

「那大家休息一下吧！」我說。

從大家交頭接耳的舉動，可以看出似乎對休息都沒有太大的意願，反倒是已經各自找人討論修復內容。我樂於見到大家同心不畏艱難的模樣，同時也感到欣慰。

會議結束後阿羚感慨地說：「國家一次失去了八位英雄，出個任務就遇上這樣的無妄之災，死神在找人的時候真是不留情。」說到這，大家都低著頭默默不語，表情哀戚，恬兒與小短的眼眶也泛紅了。

在沉默片刻後我對大家說：「我知道大家和我一樣，都為失去生命的軍人與家屬感到難過。但難過後我們還是得振作，因為軍人們都在等我們修復，才能見他們家人最後一面。大家加油！修復完馬上請家屬來看，確認沒有問題以後要趕快再把遺體冰回冰櫃，避免腐敗。大家解散，早點回去休息！」

「我們一定會盡力的。」阿孟說。

「我們一定會。」阿英說完後大家頻頻點頭。

在散會的時候所有人抱在一起，有的人默默掉眼淚，有的人低頭默哀。這是一種彼此鼓勵與哀悼軍人的方式，我也相信軍人們的修復會順利進行並圓滿結束。

決戰修復第一日

10：00

我們迎來第一天修復，打開冰櫃大門，編號A1、B1、B2、B3四位軍人遺體已經退冰躺在推床上等我們，阿孟、恬兒也陸續將修復材料拿進來。

打開屍袋後，一股血腥味撲鼻而來，屍袋裡布滿軍人們的血水。我嘆了一口氣後，便開始動手剪去軍人們身上浸滿血水的衣物，以及觀察四位軍人遺體損傷的狀況。

這時阿孟朝我走來，她看了遺體一眼後，表情嚴肅地說：「血都流光了，皮膚比我們之前看到的顏色更深了，傷口也是。」

「撞擊過的傷口經過冰存，呈現這樣也挺正常的。不過還好傷口沒有皮革

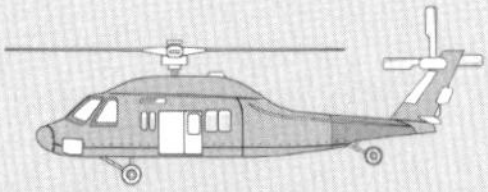

化[註4]，不然表皮硬化會很難縫。血似乎流得差不多了，雖然這樣比較不會妨礙我們修復，但看起來真的很讓人心疼。」我說。

看著軍人幾乎退冰完全的身體，我全身的神經都緊繃了起來。他們身上沒有冰存的溫度，解凍的血也流個精光，這代表遺體腐敗的速度會加快。這種與時間賽跑的急迫感，讓我不由得呼吸急促起來。

我提醒我的兩位夥伴，「我們趕快進行修復吧！要多爭取一些時間，他們不能暴露在外面太久，修復完給家屬看過後要趕快進冰櫃。」

10：20

我們把軍人緊縮在胸前的手肘輕而緩慢地上下擺動，如同做復健般，藉此讓關節處緊繃的筋與肌肉放鬆，使軀幹能伸直。但按摩的過程比想像中更耗時，因為緊繃的肌肉形成阻力，無形中似乎在與我們拔河。我們小心地控制力道，避免過度用力導致筋骨與肌肉再次受到傷害。

阿孟抬起頭看著恬兒說：「A1的骨頭變形得很嚴重，斷裂的小腿骨都岔開了，如同折斷的筷子般相當銳利，我們等等要小心！也要想辦法把斷掉的骨頭盡量喬回去，否則看起來會長短腳。」

接著阿孟雙手緊握著A1的小腿，恬兒則使勁把腳掌往下拉，試圖合作將錯位的骨頭歸位。恬兒漲紅著臉，發出「啊——啊——」的聲音。

「用力！差一點，快接上去了！」阿孟接著說。

「耶！好了！」恬兒說。她舉起手臂推了推眼鏡，吐了口氣後拿出麻繩，與阿孟合作將繩子纏繞在斷裂的骨頭上。接著她左右手拿著止血鉗[註5]，緊夾著小腿兩側緊實的皮膚向內拉，讓阿孟做皮膚縫合。

我則拿起針線開始縫合B1小腿上的傷口，藏在小腿肌肉裡的白色韌帶就像橡皮筋般富有韌性，但斷裂後的韌帶是無法自行復原的。因此每次做修復時，我總會讚嘆人體的奧妙，也會感嘆人體的脆弱。

縫好B1後，我接著處理B3腿部的傷口。大致縫完軍人們的遺體已經是中午

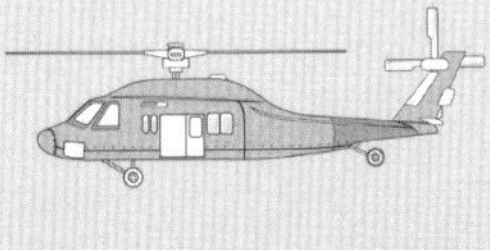

十二點多了，接著我們花了點時間，合力把軍人們沾滿血、泥土、頭髮與葉子的身子清洗了一番。

13：20

幫軍人穿衣服時，我的心裡百感交集。我感慨地摸著每一位軍人軍服上的軍徽，這象徵榮耀的徽章，在此刻也隨著軍人的隕落，將永遠不復存在了。

和我一樣感慨的阿孟刻意掩蓋沉重的心情，「這身軍服穿上去，整個人都不一樣了！看起來英姿煥發，可想而知生前有多帥。」她說著但聲音卻異常乾澀，恬兒也贊同地點點頭。

我看了一下手機上的時間，似乎在催促我們要加把勁了。我接著說：「已經一點半了，我們得加快腳步！臉部傷口要先縫合再用蠟修飾，會比較耗時，我們盡量多爭取一點時間。」

14：00

B1的臉有許多像是被鋒利碎片劃過的傷口，密密麻麻地分布著。縫合後，我把皮膚蠟均勻塗抹在縫好的傷口上，恬兒在我身旁看了好一會，「蠟要在傷口上撫平到不著痕跡真是一門技術，這樣補以後完全看不到傷口，連接縫都看不見了，真是神奇！」她歪著頭說。

我朝她微笑回道：「是啊！修復的最高境界就是『以假亂真』，真假皮膚需要融為一體。因此連往生者生前的痣、斑、毛細孔、皺紋都要做出來，才會更貼近真實。」

「修復真的不簡單，不是學幾次就會了，是靠著實戰經驗還有紮實的底子。」在我說完後，阿孟補上這句。

接下來的時間裡，我們忙碌地幫A1、B1、B2、B3的傷口補蠟及上妝，沒有過多的交談，專心在修復上，絲毫不敢鬆懈。因為最讓我擔憂的那一刻還未到來，畢竟要家屬滿意點頭，修復才算大功告成。

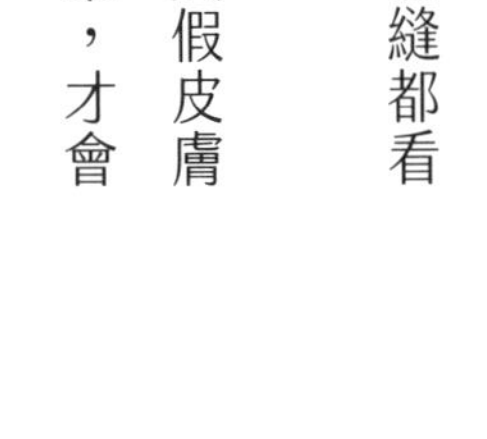

15：15

在等待家屬來確認的時間裡，我們從你一言我一語到靜靜等候。我想阿孟和恬兒此刻的心情和我一樣，緊張的氣氛圍繞著我們。

我的腦袋裡一直想著「不知道軍人們的家人滿不滿意」這個問題，想到一半時，「叩！叩！叩！」冰櫃區大門響起敲門聲，門還沒打開便能聽見外頭傳來陣陣悲悽的哀號。家屬的哭聲和屍臭味，同樣都讓我感到害怕。

在禮儀師阿文把門打開的瞬間，我見到一位年約五十來歲的婦人，淚水浸濕了她哭紅的雙眼，她面容憔悴、頭髮凌亂，哭到近乎昏厥，必須由其他家人攙扶，才能勉強走到B1身邊。見到B1後她腳一軟，癱坐在地上，放聲崩潰痛哭，「妳不要這樣啦，妳要堅強。」一旁的家屬連忙安慰。

接著是一陣呼天搶地的混亂場面，家屬急忙將婦人帶開，因此B1就被家屬帶走了，我們也無從得知他們是否滿意。

現場籠罩的愁雲慘霧並沒有因此結束，緊接著兩位B2的家屬步履蹣跚地走到B2身邊，也是哭得一塌糊塗。她們分別站在遺體的兩側，兩名年輕女子牽起B2的手，輕輕地撫摸他的身體，其中一名女子說：「爸爸你永遠都是我們的榜樣，我們以你為榮，能成為你的女兒我感到很榮幸。」她泣不成聲地訴說著對父親的不捨。離開B2身邊時，家屬對我們鞠躬，哀傷不知道何時被沉默取代，我始終忘不了家屬那一種沒有靈魂的空洞眼神。

接著B3的家人走了進來。

「爸爸，化妝師把你打扮得很帥喔！」

「爸爸，我們很幸運能當你的小孩，你好好走，不用掛念我們！」

B3的子女說完這些話後，便與其他幾位家人強忍著悲傷走出去。走到門口時，他們又轉頭回來對著我們鞠躬道謝。見到他們帶淚的微笑，我知道我們雖然無法分擔他們失去親人的傷痛，但卻填補了他們心裡的缺憾。從某個層面來看，或許我也彌補了自己四歲失去父親時，無法修復他臉上傷口那無能為力的遺憾。

最後進來的是A1的家人，他們用撕心裂肺的哀鳴聲，表達對親人逝去的哀痛、心碎，以及對生命的絕望。「老天爺怎麼可以這麼殘忍的把你帶走？怎麼可以？你張開眼睛看看我們好不好？」短短幾句話彷彿在指控上天有多麼不公與冷酷。家人抱頭痛哭的場面，讓即使身經百戰的我也難過得忍不住紅了眼眶。

生命如同衣服上的塵埃般渺小，只要上帝輕輕一抖，就消失不見了。第一天在家屬的哭泣中結束，我心中的壓力也移除了二分之一。

4 **皮革化**：人體是由一定的水分所組成，而人往生之後，攝取水分的能力就喪失了。隨著水分從體表流失，遺體皮膚的表皮或較薄部位的水分會快速蒸發，造成局部乾燥而形成黃褐色或深褐色。同時質地會硬化，如同皮革一般。

5 **止血鉗**：是一種醫療器具，它的種類很多。文中指的止血鉗是用於夾住較大的血管，或抓緊組織的一種，在遺體修復上用來抓緊皮膚，使其能順利縫合。

決戰修復第二日

11：00

上午十一點，大家已經展開了今天的修復行動，現場看起來忙碌卻合作無間的各司其職。我抬起A3的雙腿，斷裂的腿不斷湧出鮮紅的血液，小短快速地將看護墊放在腿下吸收血水，接著拿毛巾壓緊傷口。

「沒想到冰存過後還會流這麼多血！」小短喃喃自語。

「這當然了，全都是開放性傷口。經過退冰後，結冰的血自然會變成血水。」我說。

空氣裡瀰漫著一股血腥味、脂肪味，還有汗味混合成的複雜氣味，雖比不上令人作嘔的屍臭味，但同樣讓人感到窒息。我的夥伴們和我一樣，都被這股

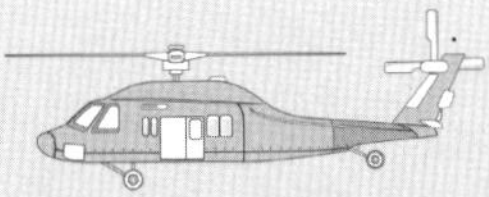

味道熏得不時得走到外頭，呼吸幾口新鮮空氣再進來。

為了減緩腐敗的速度，讓軍人們的遺體能保持得更完整，我的夥伴把冷氣開到最冷，大約十幾度左右，令我不由自主打起冷顫發抖著。

小短拿著針站在A3的腳邊自言自語：「人骨這麼粗，這麼硬，得要多大的力道才會斷啊？」

「這猛烈程度是我們很難想像的。」正低頭忙著縫合A4腿部的阿羚回答。負責修復A2的阿孟與阿英則默默合作，一同縫合腿部。

「肌肉真的好緊實喔！」阿英像是說給自己聽似的，小聲地喃喃自語。我平常還覺得她們有點吵，但現在聽著她們的聲音，卻如同吃了定心丸般，有一種安心的感覺。

13：00

快速縫合完軍人們腿部的傷口後，我們準備開始幫軍人做身體清潔。損傷的肢體使他們呈現軟綿綿沒有骨頭般的狀態，同時也加深了穿衣的困難度，原本只要兩個人就能做好，現在卻需要四人合作才能順利完成。

恬兒與阿孟一同站在A4身體的側邊，阿孟抓著他的肩膀，恬兒則緊抓大腿與腳踝，「1！2！3！」她們使勁把A4的身體往自己的方向翻動。和昨日一樣，黏糊糊的血水不斷從A4的後背滑落，滴答滴答地落在屍袋裡，就連他的頭髮也沾上了黏稠的血液。阿英要阿孟與恬兒撐著，自己急忙擦拭著軍人沾滿鮮血的背與頭髮，阿羚則隨時換上乾淨的濕毛巾給阿英。

移動軍人的遺體時，屍袋裡的血水像浪潮般左右晃動，發出類似海水拍打在岩石上的聲音，部分血水也噴出灑在推床上。即使戴著口罩，仍能聞到血腥味和我們噴灑的酒精融合在一起，形成一股特殊的氣味。

我們用同樣方法，把縫合好的A2、A3，一個個翻身、擦拭身體、丟屍袋、固定肢體、穿衣，彼此有默契地重複這些步驟，動作俐落的就像在生產線工作的作業員。

冰櫃區裡忙碌的我們，以及在外頭焦急等候的家屬，隔著一道門卻是兩種截然不同的心情，想到這我又不由得深深嘆了口氣。

13：50

幫軍人們穿好衣服後，我們開始進行臉部修復。我的夥伴們各個滿頭大汗，全身散發出一股酸味，即使冷氣開到最強，也無法阻擋汗水肆意地橫行。她們原本綁著的頭髮，有的還老實地待在頭上，有的則像沒人看管似的到處撒野，就連唯一短髮的阿羚，頭髮也宛如煮熟的麵條般緊貼著頭皮不放。這樣的形象與平時愛美的她們落差極大，但她們顯然並不在意，把所有心思都放在修復上。因此儘管像從瘋人院跑出來一般，也只能隨他去。

阿孟拿起A2的遺照，來來回回與受傷後的A2進行比對，一隻手朝著A2的額頭比過去，「我覺得額頭看起來怪怪的，妳幫我瞧瞧！跟照片不太一樣。」她對我說。

我接過照片看了一下，再看看A2的損傷狀況，「受傷加上腫脹的關係，使額頭看起來比照片大了許多。」

「這有辦法處理嗎？」

「恐怕無法，妳看臉部也因為撞擊腫脹了。若額頭縮小，那麼與五官會不成比例，反而更加突兀。」

「也是，那我就繼續修復了。」阿孟說。

此時傳來一聲驚呼。

「怎麼又斷了？」大家朝阿羚望去。

「發生什麼事了？」我問她。

「已經斷第三根針了。」阿羚皺著眉頭說。

鋼針斷了？怎麼可能！我感到不可思議並朝她走去，大家同樣一臉疑惑。

看著阿羚手上斷掉的鋼針，我不由自主地搖頭說：「這是鋼針，硬度非常高。我從來沒碰過這種事，太扯了吧！」

「該不會這位軍人不想縫補吧？」阿英說。

「可是額頭的傷口這麼大，不縫怎麼可以！」阿羚的口吻有些激動。

「那先誠心跟他說吧！在心裡默念：『我們是大體化妝老師，要幫你服務，傷口這麼大不縫合是不行的。』這樣說試試看呢？」阿孟給阿羚建議。

「好吧，我試試看。」接著阿羚閉上雙眼，喃喃自語了起來，其他人則繼續回到崗位上。

對於發生這樣的事雖然覺得難以置信，但與時間賽跑的我們，沒有心思在這件事上多琢磨。

14：30

A4額頭上的腦漿在阿羚與恬兒的努力下已經清理乾淨了，但因為撞擊使得A4左右邊的臉形成高低差。阿羚思考片刻後，快速拿起針線，將爆開的腦袋縫到一半，接著拿起棉花往凹陷的臉填充，然後請恬兒幫她看左右角度是否對稱，她們同心協力地進行修復。

阿羚跟A4說完話後一切都進行得很順利，從傷口來看阿羚與恬兒處理得不錯，比對照片相似度可以說相當高了，想必家屬看到一定會感到很安慰，我忍不住誇獎她們修復得很好。

阿羚笑著說：「有說有差耶！順利多了，A4軍人很給力。」

我轉過身看了看阿孟與阿英這一組，A2的眼皮就像即將睡著般微張著。我忍不住想，透過那窄小的視線，看到世界的最後模樣是什麼樣子呢？是漆黑一片，還是在腦子裡閃過人生的跑馬燈？在我這一瞬間的思考時，阿孟已將雙手放在A2的眼皮上，幫眼皮周圍的皮膚畫圈按摩。

按摩後A2的雙眼闔上了，阿孟有感而發地說：「還好大家平時的默契夠好，走到這步真的不容易。」

「確實不容易。」阿羚回。

看著大家我有些出神，修復的成效讓我心裡踏實許多。我們努力修補軍人

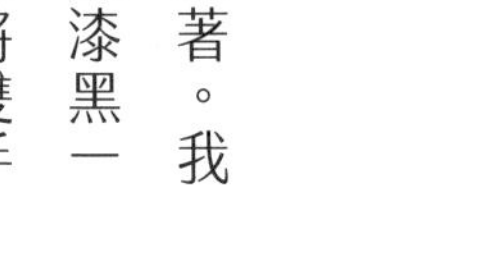

們支離破碎的遺體，為的就是減少家屬的悲傷。哪怕只有一點點安慰作用，我們也必須全力以赴，我們的使命是刻不容緩，義不容辭的。

我走到A3身邊，低頭看著他的臉。雖然他現在已沒了生命，但不也曾經和我一樣，大口呼吸著空氣，生活在這片土地上。

在感慨生命無常的同時，我用手裡的毛巾初步幫A3的臉部做清潔。望著A3布滿血漬的臉，一顆爆出的眼球脫離了原來的軌道。臉部受到重擊後，如同被撕碎的衣物般殘破不堪，臉骨也不再完整。思考片刻後，我決定先從眼球開始修復。我小心地把眼球往右移動，並稍加壓了一下，讓它回到原來該在的位置。靈魂之窗的眼睛，即使閉著也有它的神韻，是整張臉最難修復的地方。

專注在A3艱難的修復過程中，有好一會我想著如果人沒有情感與回憶，那麼大體化妝師是不是就沒有存在的必要了？造物者在人類腦裡植入情感，這個皮囊是我們來過這世界的證據，也是留給家人有形的記憶。

當這個記憶被某種形式破壞，不再是原來的樣子時，我們會感到痛苦。這份對記憶割捨不了的情感，讓我們會想盡辦法去彌補缺憾，於是大體化妝師便為了守護家屬的這份情感而存在。

在大家你一言我一語中，我注意到緊迫的時間一點一滴流逝，軍人們的皮膚更暗沉了。「我們動作要快一點，軍人們的皮膚已經比剛剛暗了許多。」我對著大家說。

「大家加油！」阿英喊著。

17：30

「我們以你為榮，你為國捐軀這輩子無憾，你是我們永遠的榜樣，我們永遠懷念你。爸爸你一路好走，我們全家人跟爸爸一鞠躬。」年紀看起來比我還小的A3兒子說完話後，對著A3深深一鞠躬，我也隨手擦掉臉上的眼淚。接著他又對家人說：「我們也對化妝師一鞠躬。」

「化妝師我代替爸爸謝謝妳們，謝謝妳們讓他有尊嚴的離開，謝謝！」在

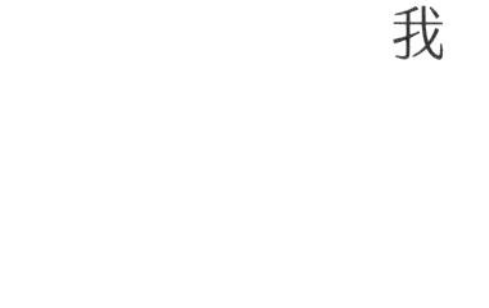

A3兒子的引導之下，A3的家人們對著我們一鞠躬。而我們也鞠躬回禮後，A3兒子露出微笑，是一種少見的勇敢笑容。他以自己的父親為榮，用微笑取代淚水。A3的家人讓我看見軍人家庭的風範，與面對死亡時從容的態度。

在A3的家人離開後，接著是A4的家人進來確認妝容。A4的兩位女兒摀著嘴，眼睛像是哭過許久般腫脹。她們走到A4面前，淚水又再度潰堤，其中一位對著A4說：「爸爸你很帥喔！你不要擔心我們，我們會好好照顧自己。我們就當作你去出任務，跟平常一樣。只是這次去的地方比較遠，暫時不會回來。」短短幾句話，她說得很吃力也很辛苦。她不斷地啜泣，因此只能一字一字的說，無法一口氣說完。

另一位女兒則哭到不能自已，傷心得一句話也說不出來，只是一直撫摸著A4的身體。我們幾位女生彼此對望，心裡一陣酸楚，眼淚也在不知不覺中滑落，口罩成為掩飾淚水最好的屏障。

此時家屬轉頭過來跟我、恬兒與阿孟說：「謝謝妳們把我爸爸打扮得像在睡覺，謝謝妳們，謝謝！」家屬的感謝讓我心中的陰影完全消散，此刻我為能圓滿軍人們的遺容感到榮耀。

在A2的家屬還沒進來前，阿孟擦著眼淚說：「我想出去了，我真的受不了這種場面。」但她還來不及走出去，家屬就哭著進來。我沒注意到有多少位家屬，便被哭泣聲引導到哀傷的氛圍中。

A2的家屬不停流淚，妻子傷心到說不出話來，最後勉強擠出：「有緣跟你做夫妻我真的很幸運，小孩我會扶養長大……」說到這，她崩潰大哭。

看著家屬們離去的背影，我發現這些軍眷們有個共同特色，就是在一陣撕心裂肺、肝腸寸斷的情緒發洩後，依然會抬起頭來擦乾眼淚，展現出另一種氣度。如同軍人個性般不拖泥帶水的灑脫，就連悲傷都帶著軍人的驕傲，這是我在一般家庭感受不到的。

整個修復案件最艱難的第二天，我們和長官們彼此配合得很好，謝謝他們讓我們順利完成任務。

決戰修復第三日

10：00

在冰櫃區一旁的幾袋垃圾袋裡，裝的是這兩天軍人們沾滿血水、脂肪跟一些碎肉的屍袋，以及從他們身上剪下來的衣物。雖然包得很嚴實，但仍抑制不住散發出的濃濃惡臭。難聞的味道在空氣裡飄散，可是心裡的難受遠大於氣味帶給我們的衝擊。

讓我們感到慶幸的是，從冰櫃裡請出來退冰的軍人遺體，臉上的妝幾乎沒什麼改變。因此我們並沒有花太多時間在補妝上，反倒有許多時間，讓我們能與軍人們好好道別。

我不清楚站在軍人面前的阿孟與小短跟軍人說了些什麼，但從她們哀戚的神情與哭腫的雙眼來看，她們和我一樣相當不捨。

隨著軍人們相繼入棺，一想到那些分離的場面，仍讓我心裡感到一陣酸楚。帶著這樣的心情，我們離開了現場。

開車回公司的路上，我們的心情依舊無法平復，聊了許多對生命的看法。因為職業的關係，常會讓人誤以為我們對生死看得很開，但實際上我們只是每天都在接觸死亡、處理遺體，嚴格來說只是比別人多了份經驗罷了。

看著陰鬱的天空，我在心裡對軍人們說：「謝謝你們為國為民付出，現在任務完成了，祝福你們一路好走！」

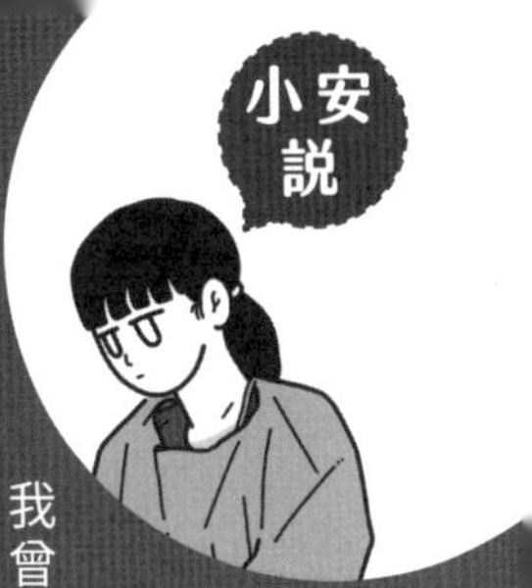

祈求災難不要降臨

我曾送走無數軍人，但對於這個職業我其實並不熟悉，亦充滿了好奇。唯一了解的管道便是透過電視媒體，或是身邊的男性友人，從而建構出心目中「軍人」的模樣。

那日在爲軍人們做修復前，我特地前往往生室上方廢棄多年的告別式禮廳。爲了感受與貼近軍人們在失去生命前曾經歷過什麼，以及他們傷口背後的故事，我在這裡用自己的方式哀悼軍人們的意外與死亡。

過去這個禮廳可是很風光的！除了殯儀館外，這裡是熱門的告別式禮廳選擇之一，許多往生軍人都曾在這裡風光地舉行告別式。

軍人儀隊在廣場踢正步、耍花槍，在移靈前舉行覆蓋國旗儀式，這些彷彿都是不久前才發生的事。以往光景對照現在的荒涼，讓人不勝唏噓。就像人生一樣，任誰也沒有一輩子的絢麗輝煌，有一天終將隕落在世界的某個角落，能留下的就只有被人們用不同形式紀念、懷念的身影。

在我做大體修復的經驗當中，曾看過車子以時速一百八十公里發生意外後，人類的血肉之軀變得支離破碎，以致無法分辨原來的模樣。何況凌遲軍人們的可是一架高速撞擊的鋼鐵飛機！臨死前軍人們所承受的巨大恐懼、痛苦，恐怕遠比我想像中還要多更多。

即使最後我們圓滿完成修復，也告慰軍人們在天之靈，但無法改變的是家屬失去親人的事實。而令我難忘的是失去摯愛時，軍眷所展現出的堅毅勇敢，正是如此才讓我更加難過。

我衷心祈求災難不要再發生了，期望人們在這條路上永遠不需要我，某種意義上，我的存在才更加難能可貴。

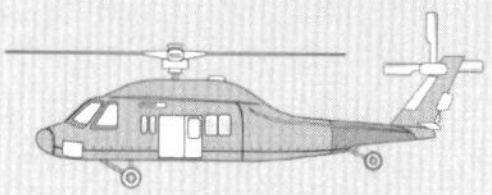

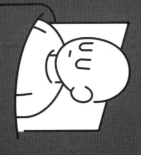

後記

一旦發生死亡事件，帶給喪親者的都是無比震驚與哀傷。失去親人往往是一瞬間的事，但創傷卻有好長的復原路要走。因此讓往生者有尊嚴地離開，讓家屬心裡某個缺憾被填補，是做大體化妝與修復最重要的意義。當然對化妝師來說，能為往生者服務是一種榮耀，同時也背負著家屬期待的壓力。

提到壓力，我不得不提及自己從菜鳥化妝師到現在為人師表，這一路走來的心路歷程。

記得剛入行時，國內大體化妝與修復技術並不成熟，因此即使有興趣也找不到老師可以學習，想進階成為修復師更是難上加難。若遇到遭受重大意外，面容嚴重損傷的往生者，我所見到的處理方式，往往僅是在臉上放一張大圖輸出的遺照就算大功告成。雖然覺得不可思議，但在當時似乎也沒有更好的方式了。家屬只能無奈地接受這樣的結果，可想而知那沒被圓滿的悲傷，會成為一輩子的遺憾。

為此我積極找尋可以學習的管道，舉凡人體結構、皮膚紋理、雕塑、解剖學等等，只要與大體化妝、修復有關的書籍和課程，我一概不放過。我努力獲取相關知識，為的就是「彌補缺憾」。

我曾問過自己，若父親沒有死，若沒有為錢煩惱，我還會想成為一名大體化妝師嗎？毫無疑問肯定不會。

老實說若沒有支撐自己走下去的理由，又有多少人能過著長期睡眠不足的高壓生活，還敢大聲說「我對殯葬業有興趣」呢？我想估計沒有吧！

為了錢我進入殯葬業，為了讓四歲的自己破涕為笑，為了不讓其他家屬和我一樣承受這份失去的痛，我努力走到現在，竭盡所能去圓滿遺憾。當然在面對工作壓力時，我仍會感到焦躁不安，會陷入痛苦的泥沼，甚至會有想放棄的念頭。

可是每次想放棄時，父親的臉就會浮現在我的腦海裡，彷彿用臉上的傷口來提醒我要堅持走下去！車禍在他臉上遺留下的傷口，依舊是我心裡的痛。即使已經過了許多年，但每當翻閱這段記憶時，還能感受到那股強烈的遺憾。若不是父親陪伴我度過那些最難熬的日子，我不會是今日的我。

這麼多年來，我經歷過許多生命的來來去去，他們的隕落讓我更珍惜與家人之間的緣分，也讓我對生命有了新的理解。我們與死亡的距離其實一直都很近，只是往往會認為擁有的時間還很多，於是忘了珍惜，遺憾也就產生了。

我不知道自己還能走多久，但我很珍惜走過的每一步，同時也很感謝當時那個滿腦子想賺錢的自己。感恩六千多個日子裡與我相遇的四萬多條生命，感謝有你們，讓我的生命變得不一樣。

打擾了，我是大體化妝師

作　　者　李安琪
發 行 人　林育申
總 編 輯　曾而汶
專案行銷　王玫瑜
專案協力　施婉婷、鄭凱駿
文字編輯　杜佩軒
視覺設計　許舒涵、陳玟諭
封面設計　Kurt Wu 吳承暉
內頁漫畫　李安琪

出 版 者　台灣遊讀會股份有限公司
地　　址　新北市五股區五權三路二十二號六樓
電　　話　02-2299-9770
E-mail　service.youduworld@gmail.com
官方網站　https://youdutw.com/

初　　版　二〇二三年五月
定　　價　新台幣 380 元
ISBN　978-986-06281-9-7（平裝）

國家圖書館出版品預行編目(CIP)資料

打擾了，我是大體化妝師 / 李安琪著． -- 初版． -- 新北市：台灣遊讀會股份有限公司，2023.05

面；　公分

ISBN 978-986-06281-9-7（平裝）

1.CST: 遺體處理　2.CST: 死亡管理　3.CST: 美容

412.61　　112000887